간헐적 단식을
통해 얻은
믿기지 않는 자유

간헐적 단식_을

통해 얻은
믿기지 않는 자유

황정경 옮김

라이언 스미스·킴 스미스 지음

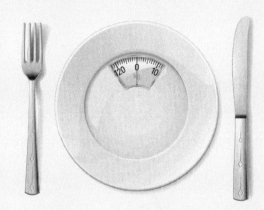

INTERMITTENT FASTING

한국경제신문

'믿기지 않는 자유!'

결론부터 말하자면 간헐적 단식IF, Intermittent Fasting은 아주
효과적인 생활 방식이며, 지속 가능한 다이어트 방법이라
는 것이다.

　킴과 라이언이 책의 추천사를 써달라고 부탁했을 때,
나는 신나는 동시에 감회가 새로웠다. 킴을 알게 된 건
2017년 페이스북에서 운영하던 '간헐적 단식 서포트 그
룹'에 그녀가 합류하면서부터다. 그녀에겐 보는 사람을 미
소 짓게 하는 매력이 있었다. 서포트 그룹을 시작할 때부
터 킴은 주위를 환하게 밝혀주었다. 킴이 올린 포스트를

보면 그녀가 얼마나 긍정적인 사람인지 알 수 있다. 곧 다른 회원들은 그녀가 언제 포스트를 올릴지 기대하게 됐다. 우린 모두 그녀의 다이어트 진행 과정을 사진으로 보면서 무척 흐뭇해했다! 그 사진들에는 일관된 한 가지가 있었다. 시간이 흐르면서 그녀의 눈이 점점 더 커졌을 뿐만 아니라, 미소도 더 환해졌다는 것이다. 그녀가 올린 사진에는 대부분 그녀의 남편 라이언도 있었는데, 둘이 함께 간헐적 단식을 하는 게 분명했다.

그렇게 몇 달이 지나면서 간헐적 단식에 대한 킴의 열정은 점점 커졌다. 부부의 체중이 급격하게 줄었기 때문이다. 나는 킴의 열정이 주변 사람들에게 퍼지는 것을 보고 그녀에게 리더의 자질이 있다는 것을 알았다. 킴이 스스로 간헐적 단식 서포트 그룹을 운영하면서 직접 친구들의 멘토 역할을 해보고 싶다는 의사를 처음 비쳤을 때가 기억난다. 나는 그때 그녀 자신이 상상한 것보다 훨씬 더 많은 사람에게 영향을 미치리라는 예감이 들었다.

나는 몇 달에 걸쳐 그녀가 변화하는 모습을 기쁜 마음

으로 지켜봤다. 킴이 10사이즈(77사이즈)의 옷을 입을 수 있게 됐다며 흥분하던 때가 생각난다. 나는 그녀에게 더 놀라운 변화가 일어날 테니 마음의 준비를 단단히 해두라고 했다. 얼마 지나지 않아 그녀는 6사이즈(66사이즈)가 됐는데, 나는 '아직' 변화가 끝나지 않았다고 말했다. 그때 킴이 내 말을 믿었는지는 모르겠지만 나에겐 확신이 있었다. 이제 그녀는 4사이즈(55사이즈)를 멋지게 소화한다. 분명히 킴은 자신이 4사이즈의 옷을 입을 수 있으리라고는 생각도 해본 적이 없을 것이다. 뚱뚱한 여자에게 4사이즈가 될 수 있다는 생각은 비현실적인 꿈이나 다름없기 때문이다.

나도 킴처럼 생각했던 시절이 있다. 지금은 4사이즈이지만, 사실 2014년 4월에는 내 몸무게가 95킬로그램까지 나갔다. 내가 어떻게 다이어트를 했는지 자세한 얘기는 나의 첫 번째 책《참지 말고 미뤄라: 간헐적 단식을 하는 삶 Delay, Don't Deny: Living an Intermittent Fasting Lifestyle》을 참고하기 바란다. 간단히 말하면 이렇다. 내가 얼마나 살이 쪘는지 갑자기 깨닫고 모멸감까지 느낀 운명적인 날이 있었다. 가족과 크루즈 여행을 다녀온 후 함께 찍은 사진들을 보던 나는 사진 속의 뚱뚱한 여자가 정말 나라는 걸 믿을 수 없었다. 그 순간, 더는 사진 속의 여자로 살지 않겠다고 결심했다. 그 여자는 도저히 내 몸이라고는 믿기지 않는 너무 큰 몸이었기 때문이다. 처음에는 '예전처럼 10사이즈의 옷을 입을 수 있다면 얼마나 좋을까' 하고 생각했다. 6 사이즈가 가능하다면야 더할 나위 없겠지만 실현될 가능성은 거의 없다고 생각했다. 하지만 일단 꿈 목록에 '6사이즈'라고 적어놓고, 나를 둘러싼 거추장스러운 지방층을 없앨 좋은 방법이 있는지 찾아보기 시작했다.

정말이지 나는 그때 그 사진 속의 여자가 나라고 인정하고 싶지 않았다. 이런 내 마음을 이해할 수 있는가? 당장 눈에는 보이지 않아도 어딘가에 진짜 내 모습이 존재한다고 믿었기에 더는 그대로 있을 수 없었다. 어떤 방법을 써서라도 그 모습을 만천하에 드러낼 참이었다.

나도 킴과 라이언처럼 살을 빼는 과정에서 실수도 하

고, 예상하지 못했던 결과가 나온 적도 있다. 잘못된 선택도 여러 번 했지만 결국 간헐적 단식을 알게 됐다. 나는 35킬로그램을 뺐고 처음에 목표로 했던 60킬로그램이 됐다. 그때 내 진짜 사이즈가 6이 아니라 4라는 걸 알고 믿을 수가 없었다. '이게 정말이야? 4사이즈라니!' 정말 꿈도 꾸지 못했던 사이즈였다.

그 후로 몇 년이 지난 지금은 4사이즈가 아니다. 왜냐고? 아마 당신은 내가 몇 킬로그램은 다시 쪘을 거라고 생각할 것이다. 살을 빼고 그 상태를 평생 유지할 수 있는 사람은 '아무도 없으니' 말이다. 2005년 〈미국 영양학 저널 The American Journal of Clinical Nutrition〉에 실린 연구에 따르면, 다이어트를 하는 사람 중 20퍼센트만 원래 몸무게의 10퍼센트 정도 되는 살을 빼고 그 상태를 1년 넘게 유지하는 데 성공한다고 한다. 그런데 나는 원래 몸무게의 40퍼센트 가까이를 뺐다. 그러니 분명 내가 뺀 살 중 조금 또는 전부가 다시 쪘으리라고 생각했을 것이다.

그렇다. 내가 더는 4사이즈가 아니라는 것은 사실이다.

나도 내가 도달할 수 없을 줄로만 알았던 4사이즈가 됐을 때 '목표를 달성한 나를 칭찬하기 위해' 예쁜 옷들을 샀다. 이제 더는 그 옷들을 입지 못하게 돼 무척 안타깝다. 내가 4사이즈 옷들을 포기해야만 했던 이유는…, 들을 준비가 됐는가? 그 옷들이 나에게 '너무 커졌기' 때문이다. 정말이다. 35킬로그램을 감량한 후 지난 3년간 나는 몸무게를 '유지'하려고 했다. 그런데 별다른 노력 없이도 몸무게가 계속해서 줄어들었다. 이제 나는 옷을 살 때 4사이즈 옷들은 쳐다보지도 않는다. 매장에 가면 곧장 사이즈 0이나 2의 옷이 걸려 있는 맨 끝쪽으로 간다. 지금의 나에게 맞는 옷은 그쪽에 있다.

간헐적 단식은 우리에게 '믿기지 않는 자유'를 준다. 난생처음 나는 '앞으로 살이 찌지는 않을까', '더 큰 옷을 새로 사야 하는 건 아닐까' 걱정하지 않게 됐다. 이제 나는 섭취한 칼로리가 얼마나 되는지, 지방이나 탄수화물이 몇 그램인지 등을 계산하지 않아도 괜찮다. 포만감을 느낄 때까지 충분히 먹고 숟가락을 내려놓는다. 내 인생 처음으로 나는 매일 맛있는 음식을 자유롭게 먹는다. 그리고 내 인생 처음으로, 각종 다이어트를 하는 동안 겪었던 그 많은 우여곡절을 앞으로 다시는 겪지 않아도 된다는 것을 안다.

믿기지 않는 자유.

이제 킴과 라이언이 어떻게 믿기지 않는 자유를 얻었는지 들을 준비가 됐는가? 나는 그들의 이야기를 들으면서 나의 옛 모습을 많이 떠올렸다. 아마 당신도 그중 일부 또는 많은 부분에 공감할 것이다. 그 오랜 시간의 몸부림, 다 포기하고 싶어지는 순간들…. 나도 한때 그랬다. 그럼에도 단념하기보다는 킴과 라이언처럼 '마지막으로 한 번만 더'라고 생각하고 도전해보자. 그 한 번이 성공으로 이어질 수도 있다. 당신도 준비가 됐다면, 간헐적 단식이 여기 있다. 나와 킴 그리고 라이언이 필요로 했을 때 그랬던 것처럼 말이다.

믿기지 않는 자유. 이를 찾은 킴과 라이언의 이야기가 우리에게 용기를 줄 것이다.

믿기지 않는 자유. 당신도 찾을 수 있다.

진 스티븐스 *Gin Stephens*

《참지 말고 미뤄라: 간헐적 단식을 하는 삶》 저자

우리도 해냈으니

──────────────── 누구라도

할 수 있습니다

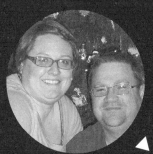

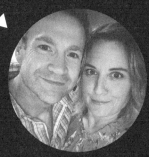

자세한 이야기로 들어가기 전에 하고 싶은 말이 있다. 우리는 간헐적 단식을 이미 하는 사람과 또 하고자 하는 사람들과 이야기를 나누듯 이 책을 썼다. 지난 16개월 동안 직접 만난 적은 없지만 많은 분들에게 교훈과 지지, 격려를 얻었다. 글을 쓰는 작업은 커뮤니티에서 사람들에게 이야기하는 것과 비슷했다. 그들의 공통적인 관심사는 간헐적 단식을 통해 인생과 건강을 개선하는 것이다.

우리가 이 책을 쓰는 이유가 궁금한가? 이유는 두 가지다. 첫 번째는 진 스티븐스의 책《참지 말고 미뤄라》를 읽고 나서, 한 사람이 자신의 솔직한 이야기를 세상에 내놓는 것이 얼마나 큰 파급효과를 가져오는지 분명히 알게 됐기 때문이다. 우리 부부가 따로 또는 같이 경험한 이야기도 비슷한 효과를 낼 수 있으면 좋겠다.

더 중요할 수도 있는 두 번째 이유는, 많은 사람이 우리

이야기를 책으로 써달라고 요청했기 때문이다. 우리는 우리의 변화가 너무나 놀랍고, 대단하고, 믿기지 않을 정도로 굉장하다는 말을 수없이 들었다. 사람들은 우리의 간헐적 단식 전후 사진을 보고 이렇게 말했다.

"와! 둘 다 완전히 다른 사람 같아요! 도대체 어떻게 한 거예요?"

우리는 이런 질문을 너무 많이 받았고, 그래서 스스로 질문하기에 이르렀다. 어떤 어린 시절을 보냈는지, 서로를 만나기 전에는 어떻게 살아왔는지, 지금까지 결혼 생활은 어땠는지, 그런 과정을 통해 지금은 어떤 사람이 됐는지 등을 찬찬히 돌아봤다. 그리고 우리는 우리 이야기가 사람들에게 들려줄 만하다는 결론을 내렸다. 특히 습관적으로 모든 문제를 음식으로 푸는 데서 벗어나지 못하는 커플들에게 유용할 것 같았다. 또한 몸무게는 늘어가는데 다

람쥐 쳇바퀴 돌리듯 하는 생활 탓에 무기력해져 아무 조치도 취하지 못하는 사람들에게 도움이 될 것 같다.

이 책은 교육용 매뉴얼이라기보다는 회고록에 가깝다. 즉 '간헐적 단식을 하는 방법'에만 초점을 맞추지 않았다는 뜻이다. 지난 몇 년간 우리는 음식에 얽매이지 않는 우리만의 독특한 방법을 터득했다. 물론 그중 가장 두드러지는 부분은 간헐적 단식이다. 우리는 모든 사람의 몸과 생활 방식이 저마다 다르고, 따라서 각자에게 천편일률적으로 적용되는 해법도 없다는 것을 알게 됐다. 물론 우리가 무엇을 알게 됐고 어떤 방법이 우리에게 효과적이었는지는 공개할 것이다. 이 책을 통해 자신의 삶에 구체적인 변화를 일으켜야겠다는 영감과 용기를 얻고, 우리처럼 자유와 기쁨을 누리게 되는 사람이 많아졌으면 하는 바람이다.

한 가지 더 언급하자면, 우리 이야기는 아주 극적이거

나 충격적인 한 가지 사건을 어떻게 극복했는가에 관한 것이 아니다. 우리 두 사람이 겪었던, 작지만 수많은 비극에 관한 이야기다. 이제 우리가 어떻게 만나 사랑에 빠졌는지, 어쩌다 낭만적인 기분에 도취되어 초고속으로 결혼하게 됐는지, 갑자기 방향을 잃고 10년 동안 칠흑 같은 숲에서 방황하게 된 사연은 무엇이었는지를 이야기하려 한다. 우리가 그 숲에서 나올 수 있었던 것은 알아보기 쉽고 정확한 지도가 있어서가 아니었다. 우리는 갈피를 못 잡고 한참을 헤맸다. 뒤로 물러서기도 하고 다른 방향으로 시선을 돌리기도 했다. 하지만 이제 숲은 끝났으며 나무 사이로 따뜻한 볕이 쏟아지는 길에 들어섰다는 것을 깨달았다. 마침내 여유롭게 자유를 만끽하게 된 우리는 다른 사람들에게 길잡이가 되어줄 안내서를 만들고 싶었다.

이 책을 읽고 꼭 기억했으면 하는 한 가지를 꼽으라면,

우리 부부도 해냈으니 누구라도 할 수 있다는 것이다. 당신의 성공을 기원하며, 이제부터 우리의 이야기를 시작하겠다.

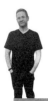

#3

#4

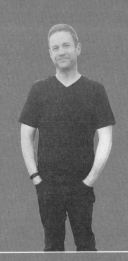

Ryan Smith

나와 음식은 썩 좋은 관계는 아니었습니다.
평생 뚱뚱한 몸에서 자류로워질 수 없을 거라고 생각했습니다.

내 체구에 적당한 몸무게였는데 그때는 왜 몸무게가
너무 많이 나간다고 생각했는지 모르겠어요.

Kim Smith

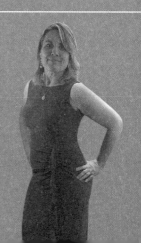

라이언

음식을 통해 시간과 감정을 조절했던 어린 시절

내가 기억하는 한, 나와 음식은 썩 좋은 관계는 아니었다. 나는 영양소나 에너지를 얻으려고 음식을 먹은 적이 없었다. 나와 음식의 관계는 사랑하는 사람과의 관계와 비슷했다. 그렇다고 영화 〈노트북〉에서 노아와 앨리가 보여준 감동적인 사랑은 아니다. 오히려 〈위험한 정사〉의 마이클 더글러스와 글렌 클로즈의 관계에 가깝다. 재미있고 흥미진진한 관계로 시작했지만 사태는 파국으로 치달았다. 나는 너무나 비정상적이고 소모적인 이 관계에서 영원히 헤어나지 못할 거라고 생각했다. 또한 평생 뚱뚱한 몸에서 자유로워질 수 없을 거라 생각했다. 어떤 사람들은 그저

간헐적 단식을
통해 얻은
믿기지 않는 자유

불행할 운명을 타고나기도 하는 법이니 말이다. 그렇지 않은가?

그런데 알고 보니 그건 사실이 아니었다. 당신이 뚱뚱하고 건강이 좋지 않은 것은, 당신이 고른 어떤 음식이나 당신이 임의로 선택해 따르기로 한 어떤 규칙들 때문이라기보다는 그 이상의 더 크고 중요한 문제가 있음을 보여주는 증상이다. 나의 경우 내가 불행하다는 문제를 보여주는 증상이 비만이었을 뿐, 비만이라서 불행해진 것은 아니었다. 나는 지난 15년간 55킬로그램 정도를 감량했지만, 다시 제자리로 돌아갔다. 그것도 두 번씩이나…. 꾸준히 일정한 방식으로 먹기만 한다면 감량은 비교적 쉽게 할 수 있었지만, 그 상태를 유지하기가 예상보다 훨씬 어려웠다. 수월하게 살을 뺄 수 있게 해주는 동시에 음식과의 복잡 미묘한 관계까지 치료해준 식이요법을 찾아내기 전까지는 음식과 나의 변덕스러운 관계를 끝낼 수 없었다.

나는 아주 오랫동안 내가 먹는 것을 너무 좋아해서 살이 쪘다고 생각했다. 실제로 먹는 것을 정말 좋아하긴 했다. 어렸을 때 부모님이 나와 동생 커트를 차에 태우고 쇼핑하러 갈 때면 나는 머릿속으로 수학 문제를 풀기 시작했다. 쇼핑을 오래 해서 맥도날드에서 점심을 먹게 될 가능성이 얼마나 되는지 계산한 것이다. 우리 부모님은 자식들이 보챈다고 해서 모든 걸 들어주시는 분들이 아니었다. 나는 우리가 조를수록 맥도날드에 갈 가능성이 줄어든다는 것을 알고 있었기 때문에 뒷좌석에서 잠자코 있었다. 마음속으로는 부모님이 맥도날드 쪽으로 차를 돌리게 해달라고 우주를 향해 기도하면서 말이다.

겉으로는 묵묵히 그리고 속으로는 치즈버거를 먹게 되길 간절히 바라면서, 나의 소망이 이루어질 거란 확신을 주는 단서를 찾기 위해 부모님의 대화를 주의 깊게 듣곤 했다. 예를 들어 아버지가 "쇼핑은 정말 힘들어. 쓰러질 것 같아"라고 투덜거리기 시작하면 어머니는 마지못해 잠시 쉬었다 가는 걸 허락해주셨다. 차가 드라이브 스루 진입로로 향하면 나는 크리스마스 아침처럼 들떠서 몸을 들썩거렸다. 맥도날드에 가본 지는 오래됐지만 뒷좌석에서

간헐적 단식을
통해 얻은
믿기지 않는 자유

점심을 기다리면서 느꼈던 흥분은 여전히 생생하다. 치즈 버거 두 개, 버거에 들어간 몇 안 되는 말라비틀어진 양파 조각들, 흥건한 기름, 감자튀김의 소금, 여기에 인공적인 단맛이 가득한 다이어트 소다까지. 그것은 흡사 하늘이 내려준 기적과도 같은 음식이었다.

사실 미국에서는 대부분의 아이가 맥도날드 음식을 사랑한다. 하지만 나에게 음식이란 가끔 맛보는 즐거움이나 단순한 기분 전환용 정도가 아니었다. 당시에는 뭐라 딱 꼬집어 말하기 어려웠지만, 나는 내가 느끼는 온갖 감정을 치료하기 위해 음식을 먹었다. 지루하다고 느껴질 때 음식을 먹으면 시간이 잘 갔다. 보상을 원할 때 음식은 그 욕구를 채워줬다. 어딘가 불안할 때면 잠시나마 마음을 진정시켜주었다. 나는 걱정이 많은 아이였다. 이를 깨닫기까지는 오랜 시간이 걸렸지만 말이다. 나는 주변의 어른들에게 수줍음이 많다는 얘기를 들으면서 자랐고, 친구들에게는 얼굴이 빨개진다는 놀림을 끊임없이 받았다. 그 사람들은 아마 별생각 없이 한 말일지도 모른다. 하지만 나는 나에게 무슨 문제가 있는 것 같아 걱정스러웠고, 음식을 먹으면 그런 감정을 잊을 수 있었다.

내 생일은 7월 31일인데 매년 그맘때면 어머니는 신학기에 필요한 옷을 쇼핑하려고 시어스 백화점의 카탈로그를 꺼내놓곤 하셨다. 그리고 나에게 남자 아동복 섹션을 훑어보고 마음에 드는 색을 동그라미로 표시해놓으라고 하셨다. 나는 꼼꼼히 살펴보고 마음에 드는 색을 골랐지만, 어머니는 표시를 확인하고 나면 으레 이렇게 말씀하셨다. "다른 색을 고르렴." 왜냐하면 허스키husky 바지 섹션에는 그 색이 없기 때문이다. '허스키'는 아마 뚱뚱한 아이라면 누구라도 가슴이 섬뜩해지는 무서운 단어일 것이다. 허스키 섹션에서 쇼핑하는 아이들은 그 단어가 잔인한 진실을 대놓고 말하지 않기 위해 고안해낸 이름에 불과하다는 것을 알고 있다. 자신이 뚱뚱하다는 사실 말이다.

옷은 나의 원수 같은 존재가 됐다. 매일 전쟁을 치르듯 꽉 끼는 바지에 억지로 몸을 욱여넣고 허리 부분의 단추를 잠그며 옷과 씨름하다 보니 그렇게 된 것이다. 나는 친구들이 어린아이답게 놀고 웃는 모습을 보면서, 바지에 내 허벅지 안쪽 살이 쓸리면서 나는 소리를 그들이 혹시라도 들을까 봐 전전긍긍했다. 도대체 누가, 무엇 때문에 골이 진 코듀로이 소재로 빅 사이즈 옷을 만들겠다는 생각을 한 걸까? 이 문제 아니고서도 어린 시절에 겪게 되는 어려운 일들이 좀 많은가 말이다. 나는 집에 도착해 간식을 먹기 전까지 배가 홀쭉해 보이도록 힘을 잔뜩 주고 하루하루를 버텼다.

우리 가족은 한 달에 두 번 주말에 조부모님 댁에 갔다. 나는 할머니, 할아버지를 사랑하긴 했지만 어린 나에게 그 집은 너무나 지루한 곳이었다. 나는 몇 안 되는 장난감을 가지고 놀면서 사탕을 담아놓은 그릇 옆으로 지나다니며, 좀더 많은 박하사탕을 티 안 나게 빼돌릴 수 있는 새롭고 창의적인 방법을 궁리했다. 내가 제일 좋아하는 맛은 분홍색 사탕이었지만, 불쾌한 입 냄새를 급히 없애야 할 때는 흰색과 초록색 사탕도 충분히 효과적이었다.

그 집에서 내가 정말 관심을 둔 것은 시간이었다. 나는 일정한 시간이 되면 할머니께서 식사를 준비하려고 부엌으로 가신다는 것을 알고 있었다. 할머니는 우리가 저녁까지 머무를 건지 묻는 법이 없으셨다. 굳이 말로 하지 않아도 함께 저녁을 먹으리라는 것은 기정사실이었다. 계속 있다 보면 끼니때마다 할머니가 먹을 걸 주셨다.

나는 할머니가 해준 음식이 너무 좋았다. 우리 집 음식과 달랐고 왠지 모르게 더 맛있었다. 할머니는 점심은 다른 집의 저녁상처럼 푸짐한 반면, 저녁은 가볍게 차리셨다. 나는 이런 방식이 인간 역사상 가장 획기적인 발명 같았다. 고기와 감자, 그레이비(쇠고기나 닭고기의 로스트에 곁들이는 소스-옮긴이)와 피클, 빵과 버터 같은 진수성찬을 대낮에 엄청나게 먹고, 몇 시간만 기다리면 또 뭔가 먹을 수 있다는 것, 이보다 더 좋은 게 어디 있을까? 그야말로 천재적이다.

그런데 내가 열두 살이던 해, 하루는 이런 일이 있었다. 저녁을 다 먹고 디저트를 먹고 있을 때였다. 우리가 정확히 무슨 디저트를 먹었는지는 모르겠는데 분명 휘핑크림을 얹은 디저트였고 너무나 맛있었다는 기억만 난다. 한창 달콤한 맛에 빠져 있는데 할아버지가 갑자기 큰 소리로 말씀하셨다. "라이언, 그런 걸 자꾸 먹으니 살이 찌잖니!" 앗! 할아버지, 좋은 지적 감사합니다. 맞는 말씀이세요. 하지만 그렇게 크게 말씀하시니 가슴이 아리네요.

함께 디저트를 즐기던 가족은 웃으며 어색한 상황을 얼버무리고 지나가려 했지만 나는 할아버지의 말에 상처받았다. 나는 어린 나이에 몸집이 이렇게 크다는 것이 단순한 문제가 아니라는 걸 알고 있었다. 그런데 왠지 모르지만, 나는 그때까지 다른 사람들은 내가 뚱뚱하다는 걸 알지 못한다고 생각했었다. 물론 벨트가 배를 자르기라도 할 것처럼 조이기는 했지만 그건 나 혼자 짊어지면 될 십자가였다. 할아버지가 느닷없이 너무 정직하게 말씀하시는 바람에 나에게는 갑자기 '뚱뚱하다'는 타이틀이 붙었다. 나는 아무도 나를 보지 못하게 어딘가로 숨어버리고 싶었다.

뚱뚱한 어린이로 산다는 것은 쉬운 일이 아니다. 그런데 뚱뚱한 10대로 산다는 것은 훨씬 더 어려운 일이다. 고등학교에 입학할 때쯤 나는 "너는 뼈대가 굵은 것뿐이야"라는 식의 말은 "착한 아이에겐 산타 할아버지가 선물을 주신대"라는 말보다 더 큰 거짓말이라는 걸 어렴풋이 알고 있었다. 나는 같은 반 친구들이 데이트도 하고 파티에도 가는 걸 지켜보면서 그 친구들이 1980년대 하이틴 영화에 나오는 주인공들처럼 살 거라고 생각했다. 물론 나도 그들처럼 살고 싶었다. 그런데 나는 〈페리스의 해방〉(학교를 조퇴한 10대 주인공 페리스의 하루 동안의 일탈을 다룬 영화—옮긴이)에 나오는 페리스보다는 〈구니스〉(10대 주인공들이 보물을 찾으면서 겪는 모험을 그린 영화—옮긴이)에서 덜렁거리고 토실토실했던 청크에 가까웠다. 나는 이 상황을 벗어나려면 뭐든 해봐야겠다고 결심했다.

내가 체중 감량에 관해 아는 모든 정보는 어머니에게 얻은 것이다. 하지만 안타깝게도 다이어트와 피트니스 업계는 줄곧 나의 어머니에게 거짓말을 해왔다. 그건 마

간헐적 단식을
통해 얻은
믿기지 않는 자유

치 〈미스터 마구〉(심한 근시의 고집 센 남자 주인공 미스터 마구에게 일어나는 여러 가지 해프닝을 그린 만화—옮긴이)에게 운전 교습을 요청하는 꼴이었다. 음식 종류별로 칼로리를 알려주는 소책자를 기억하는가? 나는 이런 책자를 가지고 있었다. 혹시 문손잡이에 도르래를 고정하고 거기 연결한 줄에 팔다리를 걸어 이리저리 잡아당기면 손쉽게 운동이 된다는 기구를 아는가? 물론 어머니는 이런 운동기구도 가지고 계셨다. 실내용 자전거는? 미니 트램펄린은? 2.3킬로그램짜리 보라색 고무 덤벨은? 당연히 어머니는 이 모든 걸 가지고 계셨다. 1980년대였으니 아마 우리 집 어딘가에 허벅지 마스터Thigh Master(허벅지 안쪽을 조이는 동작을 하도록 고안된 간편한 운동기구—옮긴이)도 있었을 것이다.

어쩌다 보니 나는 하루에 1,800칼로리 상당의 음식을 먹고, 45분 동안 우리 집 지하실에 모아놓은 운동기구를 이것저것 옮겨 다니며 팔다리를 마구 움직이는 것이 내 몸에 딱 맞는 체중 감량법이란 결론에 도달했다. 나는 번들거리는 타이츠를 입은 수잰 서머스Suzanne Somers(허벅지 마스터 광고에 나온 여배우—옮긴이)로 변신하기 일보 직전이었다. 그해 여름은 칼로리를 계산하고 운동량을 기록하는 데 모든 시간을 소모했다. 포도알 하나는 칼로리가 얼마지? 안 먹는 게 좋겠어. 먹으면 1,800칼로리가 넘을 테니까. 자전거를 43분만 탔나? 내일은 오늘 못 한 부분까지 하려면 힘들겠는걸. 그렇게 피를 말리는 하루하루였지만 몸무게는 줄어들고 있었다.

나는 그해 여름 14킬로그램을 뺐다. 사람들이 알아보는 것이 기뻤지만 나는 그런 식으로 살을 뺀 것이 라스베이거스에서 사람들이 술을 진탕 마시고 흥청거리는 것과 비슷하다고 생각했다. 나는 내가 어떻게 살을 뺐는지 사람들에게 그대로 설명하기가 창피해서 '건강하게 먹고 운동을 했다'고 에둘러 말하곤 했다. 나는 사람들에게 영화에서 흔히 볼 수 있는 운동 좋아하는 인기남 같은 느낌을 주고 싶었지, 제인 폰더Jane Fonda(에어로빅 열풍을 일으킨 여배우—옮긴이)를 열심히 따라 하는 아이 딸린 중년 아줌마처럼 보이고 싶지는 않았다.

그런데 그것도 몇 달 지나지 않아 신경 쓸 필요가 없어졌다. 왜냐하면 그런 생활 방식은 제한과 규칙이 너무나 많은 데다 실제로 인간의 몸이 어떤 원리로 작동하는지에 대한 고려가 거의 없이 만들어졌기 때문에 어차피 실패할 운명이었던 것이다. 가을 신학기가 시작됐을 때, 나는 새 습관을 모두 버리고 이전의 나로 돌아갔다. 사람들의 보기 좋다는 칭찬의 여운이 가시기도 전에 빠진 살보다도 더 많이 찌고 말았다. 나는 너무나 쉽게 꾸물거리는 버릇을 되찾았고 2년이나 남은 고등학교 생활은 망했다고 생각하기로 했다. 그리고 전처럼 수줍음을 타는 뚱뚱한 아이 역할에 만족스러워하면서, 대학교 생활은 고등학교 때와는 다를 거라 상상했다. 나는 이때 생긴 계획만 하고 실천하지 않는 버릇을 그 후로 오랫동안 버리지 못했다.

어느 날 어머니가 거실에 열대어 수족관을 들여놓으셨다. 가족이 함께할 수 있는 '활동'이라고 생각하셨던 모양이다. 수족관 안에서 헤엄치는 다양한 열대어들을 바라보는 것은 무척 재미있었다. 열대어들은 행동이나 성격이 모두 제각각이었다. 에인절피시는 색이 화려했으며, 수족관을 들여다보는 사람이 있으면 재빨리 가장자리로 헤엄쳐 와 노려볼 정도로 자신감이 넘쳤다. 구라미는 건방지고 공격적이어서 지나가는 다른 물고기들만 보면 꼬리를 물었다. 그리고 빨판상어도 있었는데, 이끼를 청소하기 위해 태어난 것처럼 묵묵히 수족관 벽면을 청소했다. 빨판상어는 성격이 별나지 않았고 다른 물고기들도 그가 뭘 하는지 딱히 관심이 없었다. 나는 한동안 빨판상어가 나와 비슷하다고 생각했다.

나는 대학교에 들어가면 내가 완전히 다른 사람이 돼 있길 바랐다. 하지만 대학생이 되고 나서도 친구들과 함께하는 뭔가가 없었기 때문에, 습관적인 불안감과 사람들을 대할 때 느끼는 어색함은 갈수록 심해졌다. 나는 돈을 절약하려고 집에서 학교에 다니기로 했다. 돈만 생각한다면 잘한 결정이었지만, 그 결과 나는 다른 사람들과 새로운 경험을 하지 못하고 고립되고 말았다.

대학 생활은 매일 바쁘게 돌아갔다. 주위에 사람은 많

앉지만 그들과 의미 있는 상호 작용 없이 지나가는 날이 대부분이었다. 나는 수업을 듣고 통학하는 시간 빼고는 행여 남들이 알아볼세라 잽싸게 나만의 세계로 돌아와 틀어박혔다. 그때 내 몸무게는 90킬로그램 정도였지만 마음은 그보다 훨씬 더 무거웠다. 나는 영원히 빨판상어처럼 사람들이 버린 쓰레기나 치우면서 홀로 외롭게 살 운명인 것 같았다.

지금 생각해보면 그때 나의 가장 큰 문제는 생각을 행동으로 옮기지 않은 것이었다. 나는 아무런 노력도 하지 않으면서 갑자기 마법처럼 무슨 일이 벌어지길 기다리고 있었다. 나의 바람이 생각처럼 쉽게 이루어지지 않는 건, 가뜩이나 바닥에 넘어져 아파하고 있는 나를 누군가가 발로 걷어차는 것 같은 느낌이었다. 나는 자신을 고립시키고 멀리서 다른 사람들의 삶을 끊임없이 관찰하고 판단하고 비교하면서, 한편으론 기적처럼 내가 고쳐지면 좋겠다고 생각했다.

1학년 때 강의를 같이 듣던 어떤 남학생이 있었다. 과목은 생각나지 않지만 그 남학생의 모습은 여전히 생생하게 기억난다. 그는 키가 크고 근육질에 축구선수 같은 타입이었다. 하이틴 영화의 전형적인 인기남처럼 생긴 그를 나는 칩Chip이라고 불렀다. 그는 〈베스트 키드〉(남자 주인공이 가라데를 배워 자신을 괴롭히던 아이들을 혼내준다는 내용의 영화—옮긴이)에서 분노조절장애 부분만 빠진 악당 캐릭터 조니 같았다. 나는 그가 실제로 누군지 어떻게 사는지는 전혀 몰랐다. 하지만 그저 겉으로 드러난 모습만 보고 엄청나게 질투했다. 그의 인생은 나와는 달리 하이파이브와 멋진 데이트의 연속일 것만 같았다.

칩은 내 인생에서 대단한 역할을 했다. 그와 대화를 나눈 적도 없고, 내가 기억하는 한 그가 내 쪽으로 고개를 돌린 적도 없지만 말이다. 나는 당시 내 모습이 싫었고 살만 빼면 내가 그와 같은 사람이 될 거라고 자신을 속였다. 물론 전혀 말도 안 되는 생각이었다. 하지만 내가 칩처럼 바뀔 거라는 생각은 나에게 앞으로 상황이 개선될 수도 있겠다는 환상을 심어주었다. 많은 시간이 지나고 그 시간만큼 많은 아이스크림을 먹어치우고 나서야 살만 뺀다고 내 인생이 영화처럼 바뀌는 것이 아니라는 걸 깨달았지만, 그때는 그런 생각 덕분에 힘들어도 계속해서 한발 한발 앞으로 내디딜 수 있었다. 지금 칩이 어떻게 사는지는 모르지만 아직도 그에게 굉장히 고맙게 생각하고 있다.

　나의 음식에 대한 강박은 급속도로 심해졌다. 사람들은 '중독'이란 단어를 아무 때나 쉽게 사용한다. 음식이나 설탕에 중독된다는 것이 무엇이고 그 원인과 증상은 무엇인지 등에 관한 논의는 과학자나 의사에게 맡겨야 할 것이다. 하지만 내가 확실히 아는 것은 음식이 나에게 '지나치게' 중요했다는 점이다. 나는 다른 사람들과 만나는 대신 음식을 먹었다. 그리고 내 식습관에 대해 거짓말을 하거나 감췄다. 또한 어떤 감정을 느끼고 싶지 않을 때 음식을 먹었다. 나는 나의 이런 모든 행동이 너무나 싫고 창피하다는 생각에 사로잡혀 있었다. 음식 중독이 실제로 있는지에 관해서는 각자 판단할 일이지만, 나의 행동을 뭐라고 정의하건 자기 파괴적이라는 점은 분명하다.

Ryan Smith

나는 고등학교와 대학교 때 너터스 마켓Nutter's Market이란 소규모 식료품점에서 아르바이트를 했다. 그건 마치 알코올 중독자가 술집에서 일하는 것과 비슷했다. 내가 그 가게에서 일했던 이유 중 하나도 언제나 간식을 먹을 수 있었기 때문이다. 나는 대부분 시간을 출입형 냉장고 안쪽에서 보냈는데 탄산음료를 냉장고 선반에 채워 넣으면서 주인 몰래 꽤 많이 마셨다. 누구라도 마운틴듀가 산더미처럼 쌓여 있는 데다 이를 즐길 수 있는 어둡고 시원한 장소에 있다면 매일 마시지 않겠는가. 나는 냉장고 안에서 물건을 사러 가게에 들어오는 손님들을 볼 수 있었다. 나는 손님들이 재미있는 여행을 하는 중이라고 마음대로 상상하곤 했다. 그리고 가게에 사람이 없으면 밖으로 나와서 내가 먹고 싶은 간식을 찾아 먹었다. 내가 저지른 우피파이whoopie pie 절도 사건의 공소시효가 지났기를 바란다. 힘들었던 시기에 한 통에 세 개씩 들어 있던 초콜릿 바닐라 맛 우피파이는 내게 정말 큰 힘이 돼주었다. 지면을 빌려 늦게나마 감사를 전하고 싶다.

간헐적 단식을
통해 얻은
믿기지 않는 자유

그렇다고 내가 엄청난 범죄자라고 생각하지는 말기 바란다. 나는 그 밖의 면에선 아주 모범적인 아르바이트생이었다. 다른 사람이 나를 어떻게 생각하는지가 나에게는 아주 중요했기 때문에 나는 일을 잘하려고 최선을 다했다. 하지만 동시에 내가 엄청나게 불행하다는 것, 그리고 그 불행의 상당 부분이 음식 탓이라는 것을 숨기는 데에도 최선을 다했다. 나의 바람과 달리, 아무도 속지 않았다. 나의 슬픔이 전신에서 뿜어져 나왔으니 말이다. 그런데도 나는 그 후로도 몇 년 동안 그런 식으로 모두를 기만하며 살았다.

대학교를 졸업하고 선생님이 되어 아이들을 가르치기 시작하면서 음식과의 뒤틀린 관계는 더 악화됐다. 나는 혼자 사는 데다 돈도 벌기 시작해서, 음식을 원하는 만큼 먹을 수 있게 됐다. 이 시기의 나는 정상적인 식사를 더는 하지 않았다. 일단 학교에 가면 온종일 아무것도 먹지 않았다. 다른 사람들의 시선을 지나치게 의식했기에 사람들 앞에서 음식을 먹는다는 것이 너무나 힘들었다. 그 대신

하루의 스트레스를 속으로 삭이면서 나중에 뭘 먹으면 좋을까 생각하곤 했다. 매일 밤 폭식할 거리를 사기 위해 식료품점에 들렀다. 나는 자포자기한 사람 같았다. 매일 살얼음판을 걷듯이 긴장하며 하루를 보냈고, 잘 때까지 먹을 '충분한' 음식이 없을까 봐 걱정했으며, 토하고 싶을 때까지 엄청난 양을 먹었다. 그러면서도 다음 날 아침에 먹을 음식은 약간 남겨놓았고, 그렇게 똑같은 매일을 반복했다.

내가 처음으로 킴에게 나의 폭식 단골 메뉴를 고백한 날, 그녀는 내가 그 엄청난 양을 먹었다는 얘기에 기겁했다. 당시 내가 장을 보는 방법은 이랬다. 먼저 메인 메뉴가 준비되기 전에 허기를 달래줄 소포장 반조리 식품과 사탕 한 봉지를 카트에 담았다. 그리고 메인 메뉴로는 4인 가족용 닭고기나 돼지고기 요리와 체더치즈를 올린 밥 두 박스를 담고, 디저트로는 벤앤제리 아이스크림 파인트 한 통을 담았다. 카트에 이 많은 음식을 쓸어 담으면서 아는 사람을 만나게 되면 뭐라고 설명해야 할지 머릿속으로 그

려보곤 했다. 4인 가족용 고기를 사시네요? 아, 오늘 저녁
에 부모님이 오신대요. 대용량 땅콩버터컵도 있군요. 미
리미리 핼러윈 준비하는 거예요. 나는 아무도 모르게 집
에서만 음식을 먹었다. 아마 놀라겠지만, 그 시기에 나는
테이크아웃 피자나 드라이브 스루에서 패스트푸드를 사
먹은 적이 한 번도 없었다. 이유가 뭐냐고? 혹시라도 매
장에서 학생을 만나 '스미스 선생님도 음식을 먹는다'는
사실을 들킬까 봐서였다. 113킬로그램이나 되면서 사람
들이 내가 아무것도 안 먹는다고 생각하길 바란다는 게
웃기지만 말이다. 정말이지 난 제정신이 아니었다.

　당시 교사란 직업은 내가 살아가는 힘의 원천이었다.
나는 메인주에 있는 조그만 시골 학교에서 교사생활을 시
작했다. 처음에 학생들은 나를 별로 신뢰하지 않았지만
시간이 지나면서 마음을 열어주었다. 나는 학생들과 함께
하는 시간이 내 인생에서 유일하게 가치 있는 시간이라고
생각했다. 교사 일은 적성에 잘 맞았고, 나는 동료나 학생
들과 좋은 관계를 만들어나갔다. 그 덕에 마땅히 할 일이

없는 날들을 버틸 수 있었다. 학교에서 유일한 영어 선생님이었던 나는 지역 행사 무대에 올릴 연극을 준비하고 학교신문을 발행해야 했다. 두 가지 일 모두 내가 자신 있는 분야와는 거리가 멀었지만 곧 내 삶의 중심이 됐다. 이제 더는 사람들 사이에서 이방인처럼 혼자 떠돌지 않을 수 있었다.

반면 교실에서 아이들을 가르칠 때는 극심한 스트레스에 시달렸다. 나는 우선 나의 몸에 대한 열등감이 심했고, 늘 남의 시선을 의식했으며, 학교 밖에서의 내 삶과 식생활을 숨기는 데 온통 정신이 팔려 있었다. 고등학생들은 재미있고 영리하지만 가끔은 배려심이 없고 아주 못되게 굴기도 한다. 하루는 비좁게 배열된 책상 사이를 걸으며 수업을 하다가 살짝 더 튀어나온 책상 사이에 걸리고 말았다. 그러자 바로 한 학생이 외쳤다. "저것 봐, 선생님이 책상 사이에 끼었어!" 학급 전체가 나의 반응을 보려고 쥐 죽은 듯 조용해졌다. 나는 별일 아닌 것처럼 행동했지만, 그 일은 절대 잊을 수 없을 것이다. 15년 전 할아버지가

간헐적 단식을
통해 얻은
믿기지 않는 자유

나를 뚱뚱하다고 했던 사건과 소름 끼칠 정도로 비슷했다. 그 일은 내가 감추려고 아무리 노력한들 사람들은 내가 얼마나 뚱뚱한지 잘 알고 있다는 사실을 다시 한번 확인시켜주었다. 나의 속임수에 넘어간 사람은 아무도 없었던 것이다.

스물아홉 살 때 내 몸무게는 126킬로그램이 됐고 살 빼기는 포기한 지 오래였다. 많은 다이어트 관련 책을 읽고 계획도 많이 짰지만 어떤 다이어트도 하루를 넘기지 못했다. 그러던 어느 날 병원에서 걸려온 전화로 모든 것이 바뀌었다. 안내하는 간호사의 목소리가 밝고 친절해서 어쩐지 더 불안한 느낌이 들었다.

"스미스 씨, 공복혈당 수치가 310입니다. 진료 상담을 위해 예약을 잡아주세요."

참담한 심정이었다. 그 전화는 내가 이미 알고 있는 것에 대한 확인서 같은 거였다. 나는 더는 아이가 아니었다. '다 크면 날씬' 해질 리가 만무했다. 몸무게가 단지 나의 겉모습이나 내가 입을 수 있는 옷이 무엇인지 결정하는 것 이상의 의미가 있다는 걸 깨달은 순간이었다. 비만은 실제로 내 목숨을 위협하고 있었다. 온갖 참혹한 이미지가 순식간에 머릿속을 가득 채웠다. 잘라낸 발, 망가진 장기, 임박한 죽음…. 물론 지나친 반응일 수도 있지만 사태의 심각성을 깨달았으니 지금 생각해보면 오히려 잘된 일이었던 것 같다. 내가 가지고 있던 가장 큰 두려움 중 하나가 '내가 집에서 죽었는데 며칠이 지나도록 들여다보는 사람이 아무도 없으면 어떻게 하지?' 하는 거였다. 당뇨병 진단을 받으니 그런 막연한 공포가 더 생생하게 느껴져 당장 무슨 대책을 마련해야겠다는 생각이 들었다.

오랫동안 채식에 관심이 있었던 나는 담당 의사가 건강해지기 위해 어떤 노력을 하겠느냐고 묻자, 그동안 알아보기만 하던 채식을 이제는 직접 실천하겠다고 굳게 약속했다. 기름기 많은 고기와 정제된 탄수화물 위주의 음식을 산더미처럼 쌓아놓고 먹던 나의 식단은 하룻밤 사이에 통곡물과 콩, 넉넉한 채소 위주의 식단으로 바뀌었다. 새로운 운동 프로그램도 시작했다. 일주일에 적어도 다섯 번은 운동 비디오를 따라 했다.

나는 기왕 육식주의에서 채식주의자로 정체성을 바꾸는 김에 '모범 당뇨병 환자'라는 역할도 열심히 하기로 마음먹었다. 매일 어김없이 혈당을 측정했고, 잊지 않고 약을 챙겨 먹었고, 탄수화물 섭취량을 꼼꼼히 따졌다. 당뇨병 관련 시장은 실로 어마어마했다. 나는 신기한 맛의 포도당 알약이나 여러 가지 색깔의 혈당 측정용 채혈침 같은 신제품들을 마구 사들였다. 좀 과한 감이 있었지만 몸무게나 전반적인 건강에는 효과가 있었다.

나는 고등학교 1학년 때 까다롭기로 소문난 선생님에게 생명과학을 배웠다. 시험 때 인간의 소화 과정에 관한 문제가 나왔다. 햄버거를 한입 물었을 때부터 소화가 되어 몸에서 나갈 때까지의 대사 과정 전체를 서술하라는 문제였다. 문제가 하나짜리인 시험이었는데, 다 풀고 나면 진이 쏙 빠지는 데다 아무도 만점을 받을 수 없기로 유명했다. 나는 시험에서 99점을 받았다. 1점이 깎인 이유는 4페이지나 되는 서술의 마지막 단락, 마지막 문장에서 '배설

물' 이란 단어를 빠뜨렸기 때문이다. 그 실수를 제외하면 나의 답은 모든 소화 효소, 음식이 소화되면서 발생하는 화학반응, 소화가 일어나는 기관을 완벽하게 묘사했다. 어쩌면 당신은 '그래도 성적이 좋으면 된 거 아닌가?' 라고 생각할지도 모르겠다. 하지만 문제는 정작 내 소화기관에 관한 한 낙제점이었다는 것이다.

처음으로 체중 감량에 성공했을 때도 나는 고등학생 때와 마찬가지였다. 물론 나는 체중을 55킬로그램이나 줄였고, 혈당도 정상 수치로 돌아와 금방 당뇨병약을 끊을 수 있었다. 의사들과 주변 사람들은 내가 좋은 본보기가 된다며 A라는 성적을 매겼지만, 나는 잘못된 방법으로 문제에 접근하고 있었다. 나는 건강에 유익한 음식을 골라 먹었을 뿐, 여전히 음식을 통해 시간과 감정을 조절했다. 나는 규칙적으로 운동을 하긴 했지만 그 시간이 너무나 싫었다. 살이 빠졌어도 내가 예전에 그렇게 뚱뚱했었다는 사실이 못 견디게 창피했다. 진짜 나의 문제는 외로움, 불안감, 창피함이었다. 이런 문제를 해결하려는 나의 조치들이 당장은 그럴듯해 보이지만 임시방편에 불과하다는 것을 당시는 알아차리지 못했다.

겉으로 나는 차분한 척했고 마른 체형의 남자답게 행동했다. 다른 긍정적인 변화도 있었다. 상담학 석사학위를 따기 위해 대학원에 진학했는데, 이는 내 인생에서 가장 중요한 결정이었다. 그 덕분에 킴을 만날 수 있었기 때문이다. 그때 나는 날씬했고 더는 몸무게 문제로 고생할 일은 없으리라고 생각했다. 베일에 싸여 있던 체중 감량의 해답을 찾았고, 음식에 끌려다니던 시기는 지나갔다고 믿었다. 하지만 우리의 진짜 얘기는 그때부터 시작됐다.

Ryan Smith

Ryan Say

120 0 10
kg

비만은 내가 불행하다는 문제를
보여주는 증상이었을 뿐
비만이라서 불행해진 것은 아니었다.

킴

불안함이 가득했던
걱정 많은 아이

운동회 때 다른 아이들은 신나게 포대 뛰기(포대 속에 두 발을 넣고 폴짝폴짝 뛰는 경기―옮긴이)를 하고 있는데, 그 대열에 끼지 못하는 어린 소녀를 떠올려보라. 크고 파란 눈의 소녀는 다른 아이들보다 약간 왜소하고, 표정은 어둡다. 소녀는 경기를 유심히 지켜보면서 속으로는 자신이 빠진 걸 누구도 눈치채지 않게 해달라고 기도하고 있다.

그 소녀가 나다. 어린 시절을 돌이켜보면 불안했던 기억으로 가득하다. 나에게 음식이나 몸무게는 특별히 중요한 부분이 아니었지만 불안감이 컸다는 건 지금도 생생히 떠오른다. 나는 두 살도 안 돼 책을 읽기 시작했고, 유치원에 입학하기도 전에 '이웃neighborhood'이라는 단어의 철자도 쓸 줄 아는 꽤 똑똑한 아이였다. 하지만 나는 산만하고, 공상에 빠지기 일쑤였으며, 열심히 노는 친구들과 달리 주의 깊게 관찰하는 걸 좋아하고 지나치게 생각이 많았다.

우리 가족 사이에서 나는 의사 표현을 정확하게 할 줄 알고 재미있는 얘기를 잘하지만, 암벽을 오르거나 수심이 깊은 데까지 들어가 물놀이를 하는 사촌들과는 달리 정적이고 모험심이 부족한 아이로 통했다. 나는 항상 사촌들이나 나에게 안 좋은 일이 생길까 봐 두려워했다. 걱정을 참 많이 했던 기억이 난다. 그것도 시도 때도 없이. 혹시 우리 집이 타서 없어지지 않을까, 아니면 내가 납치당하지나 않을까 등등. 그즈음 접한 애덤 월시Adam Walsh 사건 (1981년, 여섯 살짜리 애덤이 쇼핑몰에서 납치되고 2주 후 사망한 채로 발견된 사건-옮긴이)은 너무나 충격적이었다. 나는 항상 최악의 경우 어떤 일이 벌어질지 상상하곤 했다.

그뿐 아니라 나는 나무 가시에 찔리는 것과 같은 사소

한 일까지 걱정했다. 나무 가시에 찔린 사촌이 가시를 뽑는데 하도 고래고래 비명을 질러서, 나는 내 발가락이 가시에 찔렸을 때 부모님께 말하지 않았다. 사촌이 난리 치는 걸 보면서 족집게로 가시를 뽑을 때 느낄 고통이 너무 겁났기 때문이다. 나는 모두 잠들 때까지 기다렸다가 조용히 화장실에 들어가 간이 응급실같이 꾸며놓고 대야에 따뜻한 물을 받아 과산화수소를 풀어 발을 담그고 저절로 나무 가시가 나오게 해달라고 빌었다. 나는 아주 작은 나무 가시라도 혈관에 들어가면 나중에 심장에 박힌다는 얘기를 들은 적이 있었다. 그날 밤 내 발에 있던 조각이 나왔는지, 나왔다면 어떻게 나왔는지는 기억이 나지 않지만 모두 자는 동안 혼자 게슴츠레해진 눈으로 기진맥진해서 차가운 리놀륨 바닥 위에 앉아 아파했던 기억은 난다. 지금은 웃을 수 있지만 겁에 질려 있던 그 어린 소녀를 생각하면 가슴이 아프다.

물론 음식도 내 삶의 일부였고 특별한 날에 먹었던 음식에 관한 좋은 기억도 있다. 그렇지만 어렸을 때 음식과의 관계에 대해서는 딱히 할 말이 없다. 그때는 스트레스를 받거나 위로를 얻기 위해 일부러 음식을 찾아 먹지는 않았다. 나는 음식에 대해선 꽤 까탈스러웠고, 1970년대 말에서 1980년대 중반은 사람들이 간편하게 먹을 수 있는 가공식품이 서서히 자리를 잡아가던 시대였다. 그때는 햄버거 헬퍼Hamburger Helper라는 인스턴트 파스타 제품, 스파게티 오Spaghetti-Os라는 소스와 동그란 모양의 파스타가 들어 있는 통조림 제품, 통조림 비엔나소시지, 분말 형태의 탄산음료 쿨에이드Kool-Aid, 그야말로 색소가 들어간 설탕 덩어리나 마찬가지인 과일 분말 주스 탱Tang 같은 제품이 유행이었다.

할머니는 평소에는 주로 전통 가정식을 만드셨지만, 우리 생일에는 스팸을 올린 피자도 만들어주셨다. 이런 얘기를 하면 다른 사람들은 눈살을 찌푸리지만 우리는 아주 맛있게 먹었다. 어렸을 때 어머니가 집에서 만들어준 음식 중 내가 특별히 좋아하는 몇 가지가 있었다. 크림치즈를 바른 빵에 올리브를 올리고 빵 껍질은 잘라낸 샌드위치 같은 것 말이다. 아마 그래서 지금까지도 크림치즈로 채운 그린올리브를 좋아하는 것 같다. 오트밀도 어렸을 때부터 지금까지 여전히 좋아하는 음식이다. 아버지는 담배를 사려고 가게에 들르실 때마다 나에게 초콜릿 우유를 사주셨는데 어른이 되고 나서까지도 나의 컴포트 푸드 comfort food(마음의 안정과 위로를 주는 음식−옮긴이)로 남아 있다. 하지만 어린 시절과 음식을 한 문장으로 연결할 때 제일 먼저 생각나는 것은 뭐니 뭐니 해도 과자나 아이스크림 같은 달콤한 간식이다.

할머니·할아버지 댁 하면 떠오르는 행복한 기억에는 음식에 관한 것도 있지만, 그 공간이 주는 평온한 휴식처 같은 느낌도 있다. 평소에 나는 걱정과 불안이 많았지만, 할머니 댁에만 가면 따뜻하고 차분한 분위기에 마음이 편안해졌다. 내 기억에 할머니·할아버지는 항상 부엌에 계셨던 것 같다. 두 분은 그 좁은 공간에서 콧노래를 부르며 춤을 추듯 우아하게 음식을 준비하셨다. 할머니는 아흔다섯 살까지 사셨고 내가 마흔 살이 되기 며칠 전에 돌아가셨는데, 돌아가시기 몇 주 전까지도 할머니 댁에 갈 때면 들어가는 순간부터 마음이 평온해졌다.

할머니는 내가 자신감을 회복하려고 애쓰던 시기에 나를 마치 스타라도 되는 것처럼 대해주셨다. 할머니는 내가 생각했던 것보다 훨씬 더 나에게 중요한 존재였다. 돌아가시던 해에도 할머니는 나에게 인생을 즐기라고 간곡히 당부하셨고, 그것이 내가 변화를 결심한 계기가 됐다. 할머니의 뜻을 실천하려고 시작한 일들이 이 책을 쓰도록 나를 이끌었다(할머니께 이 책을 바친다). 이제 '네 인생을 즐겨라'라는 세 단어는 나의 주문이 됐다.

사이가 좋지 않으시던 부모님의 다툼으로 조용할 날이 없었는데 결국 두 분은 이혼하셨다. 내가 중학생이었을 때 일로, 부모님의 이혼은 나의 인생에 큰 영향을 미쳤다. 다른 사람들이 민족이나 종교를 자신과 동일시하는 것처럼 두 분의 이혼은 나라는 사람을 설명해주는 문화적 배경이 됐다. 한동안 어머니는 여동생 메리를 돌보려고 집에 잠시 들렀다가 다시 일하러 회사로 돌아가곤 하셨다.

도와줄 사람도 없는 상태에서 10대 아이 둘과 어린이집에 다니는 아이 하나를 도맡아 키우게 된 어머니에게 그 시기는 견디기 힘들었을 것이다. 아버지는 항상 일이 바쁘셔서 집에서 나가신 후로는 함께 보낸 시간이 거의 없다. 우리는 아버지에게 언제든 전화를 걸 수 있었고 아버지는 양육비를 보내셨지만, 아버지와 정기적인 만남 같은 건 없었다. 과거로 돌아가서 바꾸고 싶은 일을 꼽으라면 여러 가지가 있겠지만, 그중 하나가 10대 때 아버지와 더 많은 시간을 보내는 것이다. 하지만 당시 우린 모두 예민한 시기를 지나고 있었다.

학교가 끝나고 메리는 어린이집에 있고 어머니는 회사에 계실 때 남동생 제프와 나는 시리얼을 많이도 먹었다. 어느 정도는 '우리 스스로 식사를 챙겨 먹기 위해서'라는 명분도 있었다. 집에는 쉽게 전자레인지에 데워 먹을 수 있는 가공식품이 항상 있었다. 우리는 밥을 먹으면서 TV를 보는 일이 많았다. 〈브래디 번치〉(1970년대 단란한 가족의 일상을 그린 시트콤-옮긴이) 재방송을 적어도 세 번씩은 봤다. 제프와 나는 티격태격 싸우기도 많이 했지만 부모님이 안 계신 집에 둘이 같이 있어서 그나마 외롭지 않았다.

어머니의 주특기였던 버터스카치 맛 스카처루나 할머니가 자주 만들어주시던 M&M 초콜릿을 콕콕 박아 구운 쿠키를 떠올리면 저절로 웃음이 난다. 이따금 설탕이 들어간 간식을 지나치게 많이 먹긴 했다. 하지만 그런 경우들을 제외하면 어렸을 때 음식에 관해 크게 문제가 될 만한 행동을 한 기억은 별로 없다. 우리 동네에 유명한 뷔페 레스토랑이 있었는데 가끔 친구네 가족의 초대로 같이 가곤 했다.

그때 처음으로 속이 거북할 만큼 과식을 했고, 내가 고른 음식과 양에 대해 후회했다. 집으로 돌아오는 차 안에서도 배가 너무 불러 단추를 풀어놓고 괴로워할 정도였다. 그전에는 한 번도 그런 일이 없었는데, 그 후로는 어리석게도 같은 일을 수없이 반복했다.

나는 학창 시절 공부를 제법 잘하는 학생이었다. 산만

한 면도 있었지만, 똑똑하고 성적이 좋은 편이었다. 하지만 정말 두려워하던 과목이 하나 있었다. 바로 체육 시간이다. 중학생 때 체육 시간에 대한 나의 혐오는 거의 공포 수준이었다. 유치원 운동회에서 포대 뛰기를 하던 때와 마찬가지로, 매주 돌아오는 체육 시간만 되면 운동에 영 소질이 없던 나는 우리 반의 구경거리가 되곤 했다. 나는 몸을 쓰는 것이 어설프고 어색하게 느껴져 팀으로 하는 운동은 물론이고 개인별로 하는 운동도 자진해서 참여해 본 적이 없었다. 어디까지가 사람들의 눈을 두려워하는 사회불안장애 때문이고 어디까지가 부족한 나의 신체운동지능 때문인지 구분하기는 어려웠다. 하여튼 문제는 비만이 아니라 나 자신에 대한 자신감 부족과 내가 몸과 분리된 것처럼 느끼기 때문이라는 게 확실했고, 이 부분은 나중에 큰 문제로 발전했다.

수치심과 완벽주의는 긴밀한 관계가 있다. 이제 와 생각해보니 나의 두려움은 내가 운동을 못 한다는 것이 내가 하찮은 사람이라는 걸 증명하는 것이 아닐까 하는 걱정에 기인했던 것 같다. 최근, 체육 시간에 느꼈던 감정과 그 사람의 평생 운동에 대한 태도 사이에는 강한 상관관계가 있다는 글을 읽었다. 내 얘기를 하는 것 같았다. 나는 40대가 돼서야 몸을 움직이는 데서 오는 즐거움을 알게 됐다.

나는 항상 반에서 제일 작은 축에 들었다. 열네 살이 돼서야 지금의 내 키인 162센티미터가 됐다. 같은 해에 몸무게가 45킬로그램이 됐고 생리를 시작했다. 초경이 친구들 사이에서 제일 늦었다. 몸매도 여성스러워지기 시작하면서 사람들의 시선을 꽤 많이 끌었는데 어색하면서도 묘하게 기분이 좋았다.

사춘기에 들어서고부터 나는 몸무게가 꾸준히 늘어서 고등학교에 입학할 때쯤 57~59킬로그램 정도가 됐다. 내 체구에 적당한 몸무게였는데 그때는 왜 몸무게가 너무 많이 나간다고 생각했는지 모르겠다. 어쨌든 나는 그렇게 생각했다. 어머니는 평생 다이어트를 반복하거나 음식을 심하게 제한하는 분은 아니었다. 대부분의 젊은 여성이

간헐적 단식을
통해 얻은
믿기지 않는 자유

자신의 어머니에게 그런 영향을 받았다고 하는데 나에게는 해당하지 않는 얘기였다. 마찬가지로 내 친구들도 외모나 날씬한 몸매에 그다지 집착하지 않았다. 하지만 사회 분위기 때문이었는지 내 머릿속에는 날씬할수록 좋다는 생각이 자리 잡고 있었다.

때마침 어머니의 친구가 이제 안 본다며 웨이트 와처스 Weight Watchers(다이어트 제품 및 프로그램 브랜드-옮긴이) 자료를 주셔서 따라 하게 됐다. 아침에 버터 한 덩어리를 먹으면 그날은 지방을 더는 먹을 수 없다는 식이었다. 나는 필기 도구와 음식을 분류한 체크리스트로 무장한 채 음식을 철저히 제한하고 먹은 것을 빠짐없이 계산하면서 9킬로그램을 뺐다. 다이어트는 누구에게나 쉽지 않지만 채소를 좋아하지 않는 까다로운 사람들에게는 여간 어려운 일이 아니다. 당시 먹었던 저지방, 저칼로리 음식은 생각만으로도 몸서리가 쳐진다. 소금이나 버터도 없이 기름기를 제거한 통조림 참치와 통조림 껍질콩을 주로 먹으면서 많이 힘들어했다.

Kim Smith

나는 그해 비키니를 입은 모습의 내가 매력적이라고 느꼈다. 나는 열여섯 살이었고 비록 짧은 기간이었지만 내 몸매에 아주 자신감이 넘쳤다. 그로부터 1년이 채 안 되어 맷Matt이라는 남학생과 데이트를 시작했다(그는 이제 전 남편이 됐다). 우리는 다른 친구들과 어울리면서 웨이트 와처스가 제안하는 엄격한 식단과 거리가 먼 피자와 패스트푸드를 먹었다.

사실 몸무게에 대해서는 그렇게 걱정하지 않았지만, 내 몸에 아주 만족스러운 것도 아니었다. 지금에 와서 인정하고 싶지는 않지만 '이제 남자친구가 생겼으니 그전처럼 심각하게 몸무게를 걱정할 필요는 없겠지'라는 생각이 있었던 것 같다. 이런 식의 사고방식은 내가 훗날 내린 선택의 많은 부분을 설명해준다.

고등학교는 나에게 최고이자 최악의 시기였다. 과거를 돌아보며 이렇게 상반되는 감정을 갖는 것이 일반적인지는 모르겠지만 하여튼 나는 그렇다. 나는 전 과목 A를 받는 학생이었고 선생님들의 칭찬은 나를 춤추게 했다. 매

분기가 끝날 때쯤이면 나는 우등생 명단을 확인하고 싶어 안달이었다. '좋은 성과를 내야 가치 있는 사람'이라고 믿는 나의 완벽주의 성향은 좋은 시험 성적과 과제를 채점하신 선생님들의 극찬으로 어느 정도 충족됐다. 공부만 잘한 것은 아니었다. 나는 여러 동아리 활동에 참여했고 고등학교 졸업앨범 편집장도 역임했다. 나는 선생님들을 존경했고 선생님이 되고 싶어 교육학을 전공할까도 심각하게 고려했다.

맷과는 사소한 말싸움을 많이 하긴 했지만, 이는 데이트하는 10대 남녀에게서 흔히 볼 수 있는 상황이었고 내 주변 커플들과도 별반 다르지 않았다. 물론 좋은 시간도 많았다. 함께 수없이 많은 영화와 주말 심야 코미디 쇼를 봤고 서로의 졸업 댄스파티에도 참석했다. 우리는 파티나 술, 마약 같은 것에 관심이 없는 상당히 고지식한 커플이었다. 하지만 나는 집에서 받는 스트레스를 잊기 위해 맷과의 관계에 병적일 정도로 집착했다. 돌이켜보면 집안 문제에 떠밀려 내 인생의 행로를 바꾼 중요한 결정을 내렸던 것 같다.

어머니는 내가 고등학교 2학년 때 재혼하셨는데 가족 모두가 변화에 적응하느라 애를 먹었다. 남동생 제프는 굉장히 똑똑했지만 학교 공부를 따라가기 힘들어했고 열여섯 살에 친구와 살겠다며 집을 나가버렸다. 막내 메리는 아홉 살이었는데 새아버지는 온종일 어린아이와 함께 지내는 데 익숙하지 않아서 집에는 항상 긴장감이 맴돌았다. 나는 이런 문제를 피하고 싶어서 집에 거의 들어가지 않고 아르바이트를 하거나 맷을 비롯한 친구들과 시간을 보냈다.

나는 주립 메인대학교에 전액 장학금을 받으며 입학했지만 내가 정말 원하는 것은 학교나 장래에 갖게 될 직업이 아니었다. 고등학교를 졸업할 당시를 떠올려보면 난 하루빨리 어른이 되고 싶어 했고 졸업 자체에 커다란 의미를 두는 졸업생들을 우습게 여겼다. 나는 그저 '내 인생을 시작'하고 싶었고, 그래서 스무 살에 맷과 결혼하고 스물두 살에 한 아이의 엄마가 됐다.

간헐적 단식을
통해 얻은
믿기지 않는 자유

대학교에 들어갈 무렵부터 20대의 내 몸무게는 64킬로그램에서 73킬로그램 사이를 오갔다. 다행히도 두 번의 임신 기간에는 비교적 건강했다. 물론 자연식을 더 많이 먹고 몸을 더 많이 움직였다면 좋았겠지만 말이다. 1996년, 아들 애덤Adam이 오랜 진통 끝에 제왕절개로 태어났다. 고혈압이 있어서 유도분만을 하는 바람에 '일련의 의료적 개입'이 이루어졌다. 꼼짝없이 침대에 누워 몸 상태를 세심하게 모니터해야만 했고 진통제도 많이 맞았다. 당시 내 몸이 내 마음대로 움직여지지 않아서 느꼈던 불안감과 무력감도 난산에 한몫했던 것 같다. 나는 자연분만을 하지 못해 실패자처럼 느껴졌고 출산 후 몇 달 동안 가벼운 산후우울증을 앓았다.

두 번째 임신을 했을 때, 그렇지 않아도 힘든 결혼 생활에 지쳐 있는데 스물다섯 살에 벌써 아이가 둘이라고 생각하니 끔찍했다. 그래서 영구 불임 수술을 받기로 했다. 계획은 월요일 아침에 제왕절개로 아이를 낳은 후 불임 수술을 받는 것이었다. 그런데 그전 주 토요일 밤 양수가 터져 정신없이 수술실로 옮겨졌다. 그때가 1999년 노동절 자정 무렵이었다. 그날 수술실 안에서 내 인생의 전환점이 될 만한 두 가지 사건이 일어났다. 한 가지는 딸 에마Emma가 태어난 것이고 다른 한 가지는 나의 요청대로 난관이 절제된 것이다.

어린 나이에 엄마가 된 나는 여러 가지로 미숙했다. 아이들은 건강했지만 둘 다 잠을 깊이 자지 않았다. 정말이지 아이가 태어난 뒤로는 거의 5년 내내 자다 깨지 않은 날이 없었던 것 같다. 나날이 피로가 쌓이면서 타고난 기질상 안 그래도 높았던 불안감이 더 심각해졌다. 나무 가시만 봐도 그렇게 걱정이 많았던 내가 무슨 일이 생길지 모르는 이 세상에서 두 아이를 책임지게 됐으니 얼마나 스트레스를 받았을지 상상해보라.

나는 나의 문제들을 제대로 해결할 여유도 없이, 나의 정체성이 뭔지도 모른 채 엄마가 됐다. 그래도 아이들은 끔찍이 사랑했다. 좋은 엄마가 되고 싶었고 두 아이에게 필요한 모든 것을 채워주고 싶었다. 그러다 보니 나 자신

간헐적 단식을
통해 얻은
믿기지 않는 자유

을 너무 혹사하고 말았다.

두 아이는 모두 모유를 먹여 키웠지만 젖을 떼고 나서부터는 사실상 나와 똑같은 종류의 음식을 먹었다. 이유식을 만들 때 재료가 유기농인지 유전자 변형 농산물인지 등은 전혀 고려하지 않았다. 그래야 한다는 인식조차 없었다. 평소에 식사하면서 영양에 대해 걱정해본 적이 없었던 나는 아이들이 배부르게 먹기만 한다면 괜찮다고 생각했고 영양 상태에 대해서도 따로 신경 쓰지 않았다. 그때는 하루하루 버티는 데 급급했던 것 같다. 행복한 날도 많았지만 그때를 생각하면 아이들이 어릴 때만 느낄 수 있는 사소한 행복을 좀더 즐기지 못한 것이 후회된다.

영문학 학위로 직업을 구하지 못하자 어머니는 가까운 직업 전문학교에서 의료기록녹취medical transcription(의사의 진단과 처방, 소견 등 각종 의료 기록을 음성인식 기술을 활용해 저장, 문서화하는 작업—옮긴이) 과정을 들을 수 있게 학비를 대신 내주셨다. 너무 빨리 어른이 되어버린 딸이 세상에서 자신의 자리를 찾기를 바라셨던 어머니는 나에게 여러모로 도움을 주셨고 학비도 그 방법 중 하나였다. 나는 아이들을 돌보면서 집에서 일을 할 수 있으리라는 생각으로 공부를 시작했다. 의료기록녹취 과정을 마친 후에 바로 직업을 구하지는 못했지만 이는 먼 훗날 나에게 큰 도움이 됐다.

금전적인 문제에 두 아이의 육아 스트레스까지 더해져서 맷과 나는 싸우는 일이 잦았다. 중학교 때 남동생과 티격태격하던 것, 고등학교 때 맷과 사소한 일로 말싸움하던 것과는 차원이 달랐다. 우리의 불화는 정말 심각했다. 그 시절 나는 한없이 불행했다. 나는 벗어날 수 없는 쳇바퀴를 굴리고 있는 것 같았고 그래서 더 행복해지려고 미친 듯이 노력했다. 하지만 행복은 내가 아무리 기를 써도 절대 도달할 수 없는, 동화 속 이야기같이 느껴졌다. 아마 맷은 내가 어떤 상태였는지 짐작도 못 했을 것이다. 그는 결혼 당시, 지금 우리 아들 애덤보다도 어린 나이였다. 애덤을 보면 잘 자라줘서 매우 고맙긴 하지만, 아직은 결혼처럼 중대한 결정을 내려도 좋을 만큼 성숙하다고 생각되진 않는다.

당시 나는 누가 봐도 뚱뚱했고, 계속 살이 붙기만 한다 며 푸념도 많이 늘어놓았던 것 같다. 하지만 살을 빼기 위 해 식습관을 바꾸는 등 제대로 된 노력은 하지 않았다. 나 는 균형 잡힌 식단을 짤 만큼의 영양학적 지식이 거의 없 었다. 가끔 극단적인 다이어트를 하긴 했지만 고등학교 시절 웨이트 와처스를 시도했던 때와 마찬가지로 뚜렷한 동기는 찾을 수 없었다. 5킬로그램쯤 뺐다가 7킬로그램쯤 다시 찌는 일이 반복됐다. 아주 잠시지만 시어머니와 여 성 전용 피트니스 클럽에 가입한 적도 있다. 나는 유산소 운동을 할 때마다 땀에 흠뻑 젖는 데 넌더리가 났고, 운동 이 끝나기만을 기다렸다. 게다가 운동을 계속하다 보니 가벼운 천식 증상까지 생겨서 유산소 운동을 하는 것이 아주 고역이었다.

그런데 몸무게나 몸매에 대한 걱정보다 불행하다는 막 연한 생각이 나의 20대 시절을 훨씬 더 강하게 지배했던 것 같다. 나는 어렸을 때부터 좋아하던 정크푸드나 인스턴트식품을 대학을 졸업한 지 한참이 지났는데도 먹고 있었다. 재료를 다듬는 것부터 할 줄 아는 음식이 몇 가지 생기긴 했지만 그래도 주로 먹는 음식은 오믈렛이나 타코, 특히 마트에서 살 수 있는 맥앤치즈 같은 것이었다. 형편이 넉넉지 않았던 우리에게 그나마 가격대가 적당해서였다. 나는 신선한 채소나 값비싼 고기는 거의 사지 않았다. 간편하게 싸구려 음식을 먹는 식습관은 금전적 어려움 탓에 더욱 굳어졌다.

2001년, 우리 둘 중 누구도 준비되지 않았던 섣부른 결혼 생활은 파란만장했던 7년의 기억을 뒤로하고 막을 내렸다. 그때 애덤은 다섯 살, 에마는 두 살이었다. 이혼 후 나는 현실적으로나 감정적으로 혼돈의 시기를 보냈다. 중학생 때 '스스로 챙겨 먹기'와는 차원이 다른 문제였다. 맷의 수입만으로 살기도 너무 힘들었는데 이혼 당시 나는 집안일 말고는 해본 적이 없었다. 아이들과 나는 자주 이사를 다녀야 했다. 처음에는 친구 집에 얹혀살다가 나중에 작은 아파트로 들어갔다. 아이들이 아주 어릴 때 하루하루

버틴다고 느꼈던 것과는 비할 바가 아니었다. 코앞에 닥친 하루를 살아남는 것 말고는 아무 생각도 할 수 없었다.

이때가 내 인생에서 가장 힘겨운 시기였다. 나는 어린 나이에 두 아이를 둔 엄마라는 사실이 두려웠다. 하지만 아이들을 위해 정신 바짝 차려야 살 수 있다는 생각으로 그 어려운 날들을 견딜 수 있었다. 아침에 일어날 때마다 현실을 깨닫는 순간 너무나 두려웠다. 그럴 때마다 천장을 올려다보고는 앞으로 10년은 고사하고, 오늘 하루를 또 어떻게 살아야 할지 노심초사했다.

장래가 촉망되는 우등생이던 내가 어쩌다가 10년도 안 돼서 완전히 파산한 이혼녀가 된 것일까? 슬픔과 절망으로 참담한 심정이 된 나는 다 잊고 싶어 담요를 머리끝까지 끌어올리고 다시 잠을 청하려고 애썼다. 그러면 아이들이 담요를 잡아당겼고 나는 두 아이의 조그마한 얼굴을 가만히 바라봤다. 하루를 시작할 때부터 잘 때까지 모든 것을 전적으로 나에게 의존하는 두 아이. 그래서 나는 버겁지만 한발 한발 앞으로 내디뎠다. 사랑하고 돌봐야 할 아이들이 없었더라면 나는 분명 그 암울한 시기를 버티지 못했을 것이다.

지금 와서 그때를 기억해보면 아주 먼 옛날이야기 같다. 살려고 발버둥 치던 그 젊은 여자는 지금 나에게 이방인처럼 느껴지지만, 그녀가 나고 내가 바로 그녀다. 뾰족한 수가 없었기 때문에, 그리고 나에게 학교는 언제나 행복한 곳이었기 때문에 나는 모교인 메인대학교 대학원에 진학했다. 수입이 없는 싱글맘인지라 당장 막대한 학자금 대출을 받아야 했다. 아이러니하게도 대학원 생활은 절망적이던 나의 인생을 흥미롭게 만들어주었다. 대학교에 다닐 때 나의 관심은 온통 아내와 엄마가 되는 것이었는데, 대학원을 다니면서 비로소 캠퍼스 문화에 참여할 기회가 생긴 것이다.

나는 이 시기에 대학생들이 주로 먹는 나초나 피자 같은 음식을 맘껏 먹었다. 그리고 이혼 전과는 다르게 와인도 많이 마시기 시작했다. 몸무게가 임신 후기에 기록했던 80킬로그램대 중반까지 늘어난 나는 그런 나의 몸이

간헐적 단식을
통해 얻은
믿기지 않는 자유

싫었다. 그때 속으로 맹세했다. 이대로 몸무게가 90킬로그램에 육박하게 놔두지 않겠다고(그 뒤로 몸무게를 90킬로그램까지 빼려고 고군분투하게 될 줄은 몰랐다).

나는 새로운 다이어트를 시작하는 월요일처럼 야심 차게 리처드 헬러Richard Heller · 레이철 헬러Rachel Heller 박사 부부의 《탄수화물 중독자들의 다이어트The Carbohydrate Addict's Diet》라는 책을 사서 읽었다. 그리고 설탕과 탄수화물을 먹고 싶은 충동을 조절할 수 있게 해준다는 책의 내용을 따라 해보기 시작했다. 가능한 한 먹지 않았던 샐러드도 먹고 제품 라벨도 읽기 시작했다. 탄수화물 섭취를 줄인다는 이유로, 또한 오랫동안 편리함을 추구하던 버릇 때문에 매주 앳킨스 바Atkins bar(저탄수화물 다이어트를 개발한 앳킨스 박사의 다이어트 관련 브랜드에서 만든 저탄수화물 초콜릿 바-옮긴이)를 사다 쟁여놓고 먹었다. 그리고 하루도 거르지 않고 마리 윈저Mari Winsor(1990년대에 필라테스를 대중화한 강사-옮긴이)의 필라테스 비디오를 따라 했다.

2003년 봄이 시작할 무렵, 나는 아이들이 아빠와 있는 날이면 새로운 친구들도 사귀고 다양한 사람들과도 어울렸다. 몇 번째였는지 모르겠지만 살도 11킬로그램쯤 빠졌고 오랜만에 자신감도 상당 부분 회복했다. 이혼 이후 달라진 삶에 대한 적응도 끝났으니 다음 단계로 넘어갈 준비가 됐다고 느꼈다. 나와 함께 한창 커가는 아이들을 키우며 새로운 인생을 시작하기 원하는 남자를 만났으면 하는 바람도 생겼다.

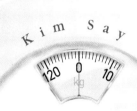

내 머릿속에는 날씬할수록
좋다는 생각이 늘 자리 잡고 있었다.

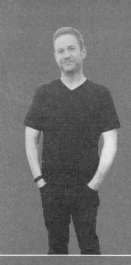

Ryan Smith

아주 오랜 시간을 고도비만으로 살아온 나로서는
사람들 사이에서 투명인간처럼 사는 데 익숙했습니다.

#2

언제부터인지 모르겠지만 그냥 다 포기했습니다.
그래서 먹고 싶은 대로 먹었지요.
아니, 먹고 싶은 것보다 더 많이 먹었습니다.

Kim Smith

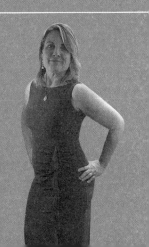

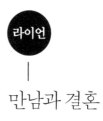

라이언

만남과 결혼

킴과 나는 2003년 1월에 시작한 대학원에서 직업 상담 과정을 공부하면서 알게 됐다. 직접 만난 것은 그해 4월이지만, 같은 수업을 들어서 강의실에서 자주 마주쳤고 나중에 알고 보니 이미 서로의 존재를 잘 알고 있었다. 나는 그녀를 처음 본 순간, 그리고 그녀가 수업 시간에 했던 자기소개의 첫마디를 또렷하게 기억하고 있다. 그녀는 최근에 이혼한 싱글맘으로 자신과 두 아이가 더 나은 삶을 살 수 있도록 노력하는 중이라고 했다. 나는 첫눈에 반했다. 그녀는 귀여웠고 똑똑했으며 전공 얘기만 하면 눈이 반짝거렸다. 지금까지도 상담에 대한 그녀의 열정은 변함이

간헐적 단식을
통해 얻은
믿기지 않는 자유

없다. 안타깝지만 당시 나는 그녀도 나에 대해 똑같은 감정을 가지고 있다는 것을 전혀 눈치채지 못했다. 아주 오랜 시간을 고도비만으로 살아온 나로서는 사람들 사이에서 투명인간처럼 사는 데 익숙했기 때문에 누군가 나에게 관심이 있을 거라는 생각을 하지 못했다.

내가 모르는 사이에 킴은 자신의 친구들에게 나에 대해 호감이 있다고 털어놓았고, 그 얘기를 들은 친구들은 킴에게 먼저 데이트 신청을 해보라고 권했다고 한다. 우리가 처음 만난 날 킴은 그동안 자신이 없어서 말을 걸지 못했다고 했다. 사귀는 사람이 있으면 어떻게 하지? 혹시 동성애자라면 어떻게 하지? 나에게 아무 관심도 없다고 하면? 그때 이런 생각들을 멈추고 과감히 연락해준 그녀가 너무나 고맙다. 그 덕에 우리 인생은 완전히 달라졌다.

킴은 나에게 수업 후에 같이 커피를 마시자는 이메일을 보냈다. 경쾌하고 친근한 그녀의 이메일을 읽고 너무나 기쁘면서도 초조했다. 거절할 생각은 추호도 없었지만 어떻게 답장을 써야 좋을지 몰라서 심각하게 고민했다. 그녀에게 좋은 인상을 줄 만한 완벽한 이메일을 쓰고 싶었다. 그녀와 관계가 시작된 순간부터 앞으로 킴의 생각이 내 인생에서 가장 중요한 의견이 되리라는 걸 직감했던 것 같다.

너무 좋아하는 마음을 들키지 않고 조급해 보이지 않도록 나는 이틀 뒤에 답장을 보냈다. 나의 따뜻함과 자신감이 완벽하게 균형을 이룬 이메일을 쓰고 싶어서 세세한 부분까지 꼼꼼하게 문장을 다듬었다. 나는 당시 커피를 마시지 않았지만 그녀에게 다음 주 수업 후에 커피숍에서 만나자고 제안했다. 우리는 강의실에서 잔디광장을 사이에 두고 바로 건너편에 보이는 도서관 건물의 오크룸 카페에서 만나기로 했다.

살다 보면 뇌리에 아주 깊이 각인되어 마치 좋아하는 영화 장면처럼 머릿속을 맴도는 중요한 순간들이 있다. 나에게는 그녀와 커피를 마시기로 약속한 날, 수업을 들으러 유니언 기념관에 다다랐을 때가 바로 그런 순간이었다. 내가 건물로 들어가려고 문을 향해 손을 뻗는데 때마침 킴이 차에 놔둔 물건을 가지러 나오고 있었다.

나는 머릿속으로 강의실에서 마주치는 장면을 그리고 있었기 때문에 뜻밖의 상황에 당황할 수도 있었다. 하지만 나는 그녀에게 이렇게 말했다.

"저기…, 차까지 같이 가줄게요."

그리고 걸어가면서 얘기를 나누기 시작했다. 나중에 킴은 내가 데이트 경험이 아주 많고 자신감이 넘치는 사람 같았다고 말했다. 그건 전혀 사실이 아니었지만, 그녀에게는 나도 미처 몰랐던 나의 새로운 모습을 끌어내는 무언가 특별한 것이 있었다. 그녀를 알기 전인데도 전부터 잘 알고 있었던 것 같은 느낌이 들었다.

수업 후 카페에서 그녀와 처음 나눈 대화는 환상적이었다. 그녀는 모든 일에는 이유가 있는 것 같다고 했다. 그 말에 나는, 잘 알지는 못하지만 인생은 우리에게 생긴 일에서 의미를 찾는 과정인 것 같다고 했다. 그녀는 자신에게 소중한 할머니와 아이들에 대해, 그리고 앞으로 대학생들과 함께할 수 있는 일을 하고 싶다는 계획에 대해 애기했다. 나는 가르치는 일과 책, 그리고 꼭 해보고 싶었던 스카이다이빙에 대해 얘기했다. 대화는 쉽고 재미있으면서도 깊고 의미 있었다. 그리고 그녀가 너무나 귀여웠다. 그녀가 나를 바라보는 표정에 가슴이 두근거렸고, 저런 표정을 계속 보기 위해서라면 뭐든지 하고 싶다는 생각이 들었다.

우리의 첫 데이트 메뉴를 고르고 있는데 그녀가 갑자기 나에게 둘째를 낳은 후 불임 수술을 했다는 말을 했다. 자신이 더는 아이를 가질 수 없다는 것이 우리가 더는 사귈 수 없는 이유가 될 수도 있기 때문에 미리 명확히 해두려 했던 것이다. 나는 언제나 아내와 아이가 있는 가정을 꿈꿨지만 꼭 내 유전자를 물려줘야겠다고 생각한 적은 없었다. 나는 그때 내가 그녀를 원하고, 가정을 꾸리기 원하지만 아이가 내 핏줄인지 아닌지는 중요하게 생각하지 않는다는 것을 깨달았다.

나는 그녀의 아이들을 만난다는 것이 아직은 부담스러웠는데, 그녀는 자신과 아이들의 삶에 나를 들여놓기 전에 우리의 관계에 대해 확실히 정의해두고 싶어 했다. 그녀가 아이들 얘기를 꺼낸 순간 애덤과 에마는 이미 우리의 관계에서 중심을 차지하고 있었다. 엄마라는 역할은 킴의 삶에서 가장 중요한 부분이었고, 내가 그녀에게 끌린 큰 이유 중의 하나도 바로 아이들에 대한 그녀의 헌신에서 비롯된 면이 있었다. 나는 그녀를 사랑하게 됐고 만나본 적 없는 두 아이까지 사랑하게 됐다.

킴이 나를 아이들에게 소개해주던 날, 우리는 금방 친해졌다. 애덤은 일곱 살, 에마는 막 네 살이 됐을 때였다. 아이들은 마음이 따뜻했고, 자신들의 엄마처럼 나에게 마음을 열어주었다. 아무래도 아이들이 행복하고 성격이 순한 것은 엄마와의 유대감이 잘 형성되어 있기 때문인 것 같았다. 우리는 가까운 공원 오솔길을 함께 걸었다. 애덤은 망설임 없이 나의 손을 잡았고 에마는 나무를 타는 원숭이처럼 내 팔 위로 올라왔다.

우리가 함께한 첫 여름은 정신없이 지나갔다. 아이들의 아빠가 아이들을 돌볼 때는 킴과 데이트를 했고, 킴이 아이들을 돌볼 때는 내가 새로운 가족으로서 함께 오붓한 시간을 보냈다. 우리는 온종일 해변에서 놀거나, 영화를 보거나, 느긋하게 인생과 꿈에 대한 얘기를 나누곤 했다. 그리고 저녁이면 식사를 준비하고 아이들과 저녁을 먹은 후, 아이스크림을 사 먹으러 나가거나 만화영화를 봤다. 킴과 단둘이 보낸 시간이나 아이들과 함께 보낸 시간 모두 최고의 경험이었고 너무나 행복했다.

우리가 사귀기 시작했을 때부터 음식과 몸무게는 중요한 부분을 차지했다. 그때 나는 채식으로 55킬로그램을 빼고 몇 달 동안 그 상태를 유지하고 있었고, 킴은 탄수화물 중독자들의 다이어트로 11킬로그램이 빠진 상태였다. 비만이라는 문제를 풀었다고 생각한 우리는 새로운 가정을 이루는 과정에서 완전히 달랐던 우리의 다이어트, 그리고 음식과 몸무게에 관한 각자의 이슈가 뒤섞이면서 일어날지도 모르는 문제에 대해 너무 쉽게 생각했다. 킴은 내가 건강을 중요하게 생각하는 사람이라고 알고 있었고, 그래서 내가 먹는 음식을 아주 좋아하지는 않았지만 나처럼 먹으려고 노력했다. 그녀는 정크푸드를 달고 살던 자신의 오랜 습관을 내가 모르길 바랐다고 한다.

내가 그녀에게 해준 첫 요리는 한 끼로도 충분할 만한 진한 녹색 잎채소 위주의 샐러드와 연어구이였다. 연어 요리는 처음이었지만 그녀에게 잘 보이고 싶어 요리법을 찾아봤다. 그녀는 내가 자기를 위해 요리한다는 사실에는 감동했지만, 자신은 원래 생선과 채소를 그다지 좋아하지 않는다고 나중에서야 고백했다. 채소가 양도 많은 데다 너무 질겨서 다 먹기 위해 씹고 또 씹느라 힘들었다는 말도 덧붙였다.

이후 나도 점점 신경 쓸 일이 많아져 제한된 식단을 따르지 못하는 경우가 많아지면서 몸무게를 유지하는 데 어려움을 겪었다. 혈당을 안정적으로 유지하기 위해 탄수화물을 얼마나 먹었는지 계산하던 습관도 점점 느슨해졌다. 그리고 아이들이 남긴 음식을 이것저것 집어 먹기 시작했다. 그때 나는 행복했고, 그래서 가끔은 먹고 싶은 대로 먹어도 살이 찌지 않을 거라고 내 몸을 너무 과대평가했던 것 같다.

처음 같이 몸무게를 잰 날, 우리는 문제가 아직 끝나지 않았다는 신호를 감지했어야 했다. 그때 나는 75킬로그램이었고 킴은 나보다 조금 덜 나갔다. 그녀에게는 자신의 몸무게가 실제로 몇 킬로그램인지보다는 나보다 적게 나간다는 사실이 굉장히 중요했다. 그렇게 시작된 우리의 체중 문제는 시간이 지나면서 더 악화됐다. 체중이 늘어난다 해도 둘이 같이 늘어난다면 그다지 문제 될 게 없다는 생각이 깔려 있었던 것 같다. 내 몸무게가 그녀보다 많으면 어쨌든 괜찮았다. 그때는 우리 둘 다 우리가 순식간에 어디까지 추락할 수 있는지 예상하지 못했다.

초기에 우리의 관계에서 음식과 체중 문제가 심각하다는 경고등이 켜졌는데도 우리는 전혀 의식하지 못했다. 사랑에 빠진 지 얼마 안 됐고 같이 있으면 마냥 행복하기만 할 때라 그랬던 것 같다. 주변 사람들에게 우리의 사랑은 위험한 불장난처럼 보였을 것이다. 실제로 정말 환상적인 불장난이었다. 내 집과 내가 근무하던 학교는 킴의

간헐적 단식을
통해 얻은
믿기지 않는 자유

집에서 차로 35분 정도 거리였다. 2003년 늦여름이 되자, 우리는 이런 상태로 새로운 학년을 맞이하고 싶지 않다고 생각하게 됐다.

나는 로비 윌리엄스Robbie Williams의 '그녀는 나의 사랑 She's the One'이란 노래를 틀어놓고 킴에게 프러포즈를 했다. 몇 년 전에 이 노래를 처음 들었을 때 이 노래를 함께 들을 '운명적인 사람the One'을 찾을 수 있다면 얼마나 좋을까 생각했다. 하늘의 도움으로 우리가 맺어지기 전에도 그녀가 어디선가 살고 있었다고 생각하면 참으로 놀랍다. 내가 아직 만나지 못한 누군가를 그리며 따라 불렀던 그 노래의 주인공은 킴이었다. 나는 그녀가 나의 사랑인 것을 알았고 더는 시간 낭비를 하고 싶지 않았다. 그래서 나는 그녀에게 청혼했고 그녀도 나를 받아들였다. 그 길로 함께 나가서 반지를 고르고 우리의 결혼 소식을 세상에 알렸다.

우리는 당장 같이 살기로 했다. 결혼식은 우리가 처음 오크룸 카페에서 커피를 마신 날을 기점으로 1주년 기념

일에 할 계획이었지만, 낭만적인 분위기에 취해 충동적으로 우리가 만난 해 연말에 결혼하기로 했다. 그렇게 하는 게 맞는 것 같았다. 킴의 할머니는 나를 킴의 '약혼자'라고 부르셨고, 주변 사람들에게 손녀가 '학교 선생님'과 결혼한다고 자랑하고 다니셨다. 지금도 해맑은 할머니 모습을 떠올리면 미소가 절로 나온다. 정말이지 우리와 관계된 모든 것이 기쁨으로 물드는 것만 같았다. 우리는 2003년 12월 6일, 아이들과 부모님 그리고 가까운 친척들이 지켜보는 가운데 집에서 소박한 결혼식을 올렸다.

지금 와서 생각해보면 킴과 나는 너무 조급했던 것 같다. 4월에 만나 8월에 약혼하고 12월에 결혼을 했으니 말이다. 친구나 가족 중 누군가는 우리가 미쳤다고 생각했을 수도 있지만 우리에게 직접 말한 사람은 없었다. 그렇다고 달라질 우리도 아니었지만. 우리는 함께 있을 수 있어서 행복했고, 기쁨에 겨워 우리 앞에 어떤 난관이 기다리고 있을지 전혀 예상하지 못했다.

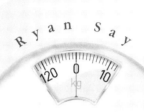

Ryan Say

120 0 10
kg

우리 둘 다 순식간에
어디까지 추락할 수 있는지
예상하지 못했다.

라이언

함께 살찌는 부부

결혼 초반에는 새로운 가족으로서 행복을 만끽하고, 함께 사는 데 필요한 규칙들을 조율하느라 다이어트와 건강은 우선순위에서 밀려났다. 어떤 음식을 먹었는지, 탄수화물은 얼마나 먹었는지, 운동을 했는지 등을 꼼꼼히 모니터하는 것이 아이들을 학교에 보내고, 가족이 함께 저녁을 먹고, 아이들을 씻기고, 침대 머리맡에서 책을 읽어주는 것만큼 중요해 보이지 않았다.

나는 주로 채식을 하는 나의 식단을 유지하려고 노력했다. 하지만 킴은 채식주의자가 아니었고 아이들은 말할 것도 없었다. 킴은 아침과 점심은 저탄수화물 식단을 먹고 저녁에는 먹고 싶은 대로 먹으면서 체중을 감량했었다. 우리는 각자 나름의 방식으로 살을 뺐지만, 이렇게나 다른 두 가지 방식을 하나로 합치기는 어려웠다. 킴이 한창 다이어트를 할 때도 아이들의 취향은 변하지 않아서 인스턴트 맥앤치즈나 치킨너깃이 종종 식탁에 올라왔다.

나는 얼마 지나지 않아 앞으로는 붉은 고기(소, 양, 돼지 등)를 먹겠다고 선언했고, 곧 온 가족이 햄버거를 먹으러 웬디스에 자주 가게 됐다. 나는 탄산음료도 다시 마시기 시작했다. 우리는 결혼 전에 유지하던 식단에서 점점 멀어지고 있었다. 처음에는 관리가 느슨해도 몸무게가 어느 정도 유지됐고, 몸무게가 늘기 시작한 초반에는 아주 느려서 무시할 수 있는 정도였다. 하지만 그런 상태가 오래 지속되지는 않았다.

킴은 신혼 때 음식 앞에서 자제력을 잃는 자신의 모습을 나에게 보여주고 싶지 않았다고 한다. 한번은 냉장고에 있던 쿠키 반죽을 꺼내 손으로 찍어 먹으려고 하는데, 내가 주차장으로 들어오는 소리를 듣고 들키지 않으려고 맨손으로 쿠키 반죽을 한 움큼 떠서 재빨리 위층으로 올라간 적도 있다고 했다. 그녀는 그런 자신의 모습을 내가 본다는 생각만으로도 창피했다고 이야기했다. 이제 막 결혼한 신부가 쿠키 반죽 통에 고개를 처박고 허겁지겁 게걸스럽게 먹는 장면을 보고 좋아할 신랑이 어디 있겠는가. 그때 우리는 서로를 잘 속이고 있다고 생각했던 것 같다. 하지만 시간이 흐르면서 나쁜 습관들은 일상이 됐고 우리의 몸무게도 무서운 속도로 불어나기 시작했다.

우리는 신혼 초에 두 개의 세계를 오가는 생활을 했다. 아이들이 평일은 우리와 함께 보냈고, 주말은 맷과 함께 보냈다. 이런 식의 생활은 여러 가지 면에서 이상적이었다. 아이들이 학교에 다니는 날은 우리가 직접 아이들을 학교에 데려다주고 식사와 숙제를 챙겨줄 수 있어서 마음이 편했다. 아이들이 없는 시간도 물론 소중했다. 그럴 때면 우리는 신혼부부답게 서로에게만 집중하면서 시간을 보낼 수 있었다.

하지만 유감스럽게도 킴과 전남편 간의 양육권이 공식

간헐적 단식을
통해 얻은
믿기지 않는 자유

적으로 합의된 것이 아니어서 아이들의 스케줄을 예측하기가 불가능했다. 그래서 우리는 아이들이 맷과 함께 있을 때조차 아이들을 언제 데려와야 할지 항상 신경 쓰게 됐다. 아이들을 데려다주고 데리고 오는 일은 우리가 거의 도맡아 했다. 게다가 아이들의 스케줄이 일주일 단위로 바뀌는 경우도 많아서 늘 '대기 중'이라는 기분이 들었다. 둘이서 의미 있는 시간을 보낸다기보다는 아이들을 데리러 갈 시간을 맞추기 위해 시간을 때우게 되는 경우가 많았다. 머지않아 우리는 아이들을 기다리는 동안 먹는 것을 낙으로 삼는 것에 익숙해졌다.

주말마다 맘껏 먹는 데서 즐거움을 찾던 우리는 곧 폭식하는 버릇이 생겼다. 우리는 아이들을 맷에게 데려다주고 마트에 들러 주말용 장을 봤다. 사실 그 음식은 며칠을 먹을 수 있을 정도로 많았지만 우리에게는 하루 저녁 분량이었다. 레스토랑 체인 애플비에서 애피타이저 1인분과 메인 요리 2인분을 20달러에 파는 한정 판매 메뉴 같은 음식도 많이 배달시켜 먹었는데, 대부분 튀김에다 오일이 많이 들어간 드레싱을 곁들인 고칼로리 음식이었다. 가끔 하루 저녁에 먹을 디저트를 여러 개 사서 몇 시간 동안 하나씩 꺼내 먹기도 했다. 우리는 정말 많은 양의 음식을 먹었고, 혹시 모자랄까 봐 항상 그보다 더 많은 음식을 준비해놓았다.

또한 우리는 일요일 아침마다 음식점에서 아침을 사다 먹는 것을 좋아했다. 아침에 일어나 차를 타고 먼저 맥도날드에 들러 에그 맥머핀을 사고 그다음에는 던킨도너츠에 들러 도넛과 아이스커피를 샀다. 당시 우리는 사태의 심각성을 몰랐던 것 같다. 하지만 그 많은 설탕은 금세 심각한 문제를 일으켰다. 대부분 중독에서 볼 수 있는 것처럼 우리는 문제가 있다는 사실을 부인했고, 먹어도 된다는 분위기를 조장했으며, 서로에게 의존했다. 우리는 몸에 좋지 않은 음식이라는 것을 뻔히 알면서도 자신에게 또는 서로에게 한번 먹어보자고 설득했다. 가끔 우리는 도넛을 한두 개가 아니라 열두 개짜리 한 세트를 주문하면서 도넛을 훨씬 싸게 샀다고 합리화했다. 그렇게 많은 설탕과 돼지기름을 먹음으로써 치르게 될 비용은 가볍게 무시해버렸다.

이쯤 되자 우리가 녹록지 않은 결혼 생활의 현실을 음식으로 잊고자 한다는 사실이 분명해졌다. 우리는 서로를 사랑했지만 가정을 이루는 데 얼마나 많은 노력이 필요한지 예상하지 못했던 것이다. 우리는 순식간에 통했고 사랑에 빠졌다는 감정에 취해 실제로 우리가 결혼했을 때 다루게 될 많은 문제에 대해 구체적으로 상의해보지 않았다. 그중 하나가 음식이었을 뿐 아이를 어떻게 키워야 할지, 둘이 있을 때나 아이들과 함께 있을 때 어떻게 시간을 보낼지에 대해서도 의견이 달랐다. 당연히 돈을 어떻게 관리할지에 대해서도 생각이 달랐다.

너무나 많은 커플이 흔히 겪는 이런 문제에 관해 우리는 좀더 준비가 됐어야 했다. 우리는 이런 문제를 다루는 데 점점 더 능숙해지기는커녕 전혀 갈피를 잡지 못하고 있었다. 처음에는 문제가 없다는 듯 행동하고 언급조차 하지 않았다. 그러다 긴장감이 고조되면 험악한 부부싸움으로 번졌다. 결국 화해로 마무리하긴 했지만 이런 악순환을 반복했다. 다음 단계를 기다리는 동안에는 엄청난 정크푸드 더미에 파묻혀 절망감을 잊었다.

우리는 차분히 계획을 세우지 않고 번번이 생뚱맞게 로맨틱한 결정을 내렸다. 그러던 어느 날, 아이를 낳자는 결론에 도달했다. 첫 데이트에서 킴이 불임 수술에 대해 얘기할 때만 해도 우리는 기꺼이 우리가 가진 모든 것을 애덤과 에마에게 쏟자고 했었다. 그런 논리는 다 잊어버리고 즉흥적으로 비행기를 타고 노스캐롤라이나의 채플힐 난관 복원 센터Chapel Hill Tubal Reversal Center에 갔다. 게리 버거Gary Berger 박사를 만나 잠깐 상담을 받은 후 킴의 난관을 복원하는 수술을 받았고, 다음 날 비행기를 타고 돌아왔다.

이 결정은 여러 가지 면에서 잘못된 것이었다. 우선 수술과 교통에 드는 비용이 만만치 않은 데다 그 비용을 모두 신용카드로 결제했다. 우리는 모아둔 돈도 없었기 때문에 신용카드를 쓸 수밖에 없었고, 뒷감당이 쉽지 않으

간헐적 단식을
통해 얻은
믿기지 않는 자유

리라는 것도 알고 있었다. 당시 우리 둘의 체중은 계속해서 늘어나고 있었는데 킴의 체중이 조금만 늘어도 복원 수술이 불가능한 상황이었다. 채플 힐의 수술 장비로는 BMI Body Mass Index(체질량지수. 체중을 키의 제곱으로 나눈 값-옮긴이)가 30 이하인 환자만 받을 수 있다고 했고 킴의 BMI 는 29를 웃돌았기 때문이다. 우리는 굳이 비행기를 타고 다른 주州에 있는 병원에까지 가서, 의사 앞에서 체중계의 눈금이 수술을 받을 수 있을 정도를 가리키길 빌었다. 다행히 킴은 체중검사를 통과해 수술을 받을 수 있었고, 우리는 태어날 아기가 우리의 모든 문제를 해결해줄 거라는 헛된 기대에 부푼 채 비행기를 타고 집으로 돌아왔다.

아기를 가지려고 노력한 몇 달 동안, 정작 중요한 문제들은 여전히 우리의 관심 밖이었다. 우리는 태어날 아기의 이름이나 아기가 누굴 닮을지, 가족사진을 어떻게 찍을지 등에 관해 많은 얘기를 나눴다. 하지만 불어나는 우리의 몸무게, 악화되는 우리의 경제 문제, 새로운 아이를 키우는 것을 진심으로 원하지 않는다는 사실에 관해

Ryan Smith

서는 서로 언급조차 하지 않았다. 또다시 코앞의 상황을 모면하는 데에만 급급한 삶으로 되돌아간 우리는 우리를 행복하게 해줄 수 없는 것을 통해 행복해지려는 생각에 사로잡혀 있었다. 나는 킴과 나를 닮은 아이의 존재가 마법처럼 우리를 진정한 가족으로 거듭나게 해주고, 나와 애덤과 에마 사이의 생물학적 연결고리가 돼줄 것이라 생각했다.

당시에는 우리 가족이 여느 가족과 마찬가지로 진정한 가족이라는 걸 깨닫지 못했다. 우리는 함께 살고, 서로를 사랑하고, 우리에게 닥친 문제를 우리가 아는 최선을 다해 해결하려 했다. 킴은 나의 아기를 낳으면 내가 더 행복해지고 삶이 완벽하다고 느끼게 되리라는 감상적 생각에 빠져 있었다. 아기가 태어나면 자신도 엄마로서 인생의 새로운 목표가 생길 거라고 자신을 속였다. 우리는 매달 킴이 임신하지 않았다는 걸 알고 한편으로는 씁쓸한 실망감을, 다른 한편으로는 달콤한 안도감을 느꼈다.

결국 우리는 롤러코스터를 타듯 감정 기복이 반복되는

상황을 계속해서 견디고 싶을 정도로 새로운 아이를 간절히 원하는 건 아니라는 점을 인정했다. 그리고 앞으로는 이런 노력을 더는 하지 않겠다는 의미에서 나의 정관 수술을 결정했다. 이런 결정은 우리에게 주도권이 있다고 느끼게 해주는 솔직한 선택이었지만, 우리는 원하는 가족을 이미 가지고 있다는 것을 깨닫기 위해 너무 먼 길을 돌아왔고 결과적으로 터무니없이 비싼 값을 치르게 됐다.

이 시기에 파란만장했던 우리의 취업난도 우리 결혼에 스트레스를 더하는 요소였다. 나는 킴을 만났던 해가 선생님으로 일한 지 7년째였다. 학생들을 가르치는 일은 즐거웠지만 틀에 갇혀 있다는 느낌이 조금씩 들기 시작했다. 나의 교육학 학위로는 가르치는 일 외에는 할 수가 없었기에, 교실 밖에서 생활지도 상담교사로도 일할 수 있도록 선택의 폭을 넓히고 싶었다. 그래서 상담학 석사학위를 취득해야겠다고 결심했다. 그 결정으로 킴이 고등교육학 석사학위를 따기 위해 들었던 수업을 같이 들을 수 있었기 때문에 운이 좋았다고 생각한다. 하지만 나는 결국 계획했던 학위를 따지는 못했다. 집과 가족이 생기고 보니 안정적인 교실에 남아 있는 것이 더 좋은 생각인 것 같았다. 그래서 나는 대학원 수강과목을 세분화했다. 다시 말해 석사학위를 취득하는 데 필요한 수업만 골라 들었다. 이전과 똑같은 일을 할 수 있는 자격을 주는 석사학위 말이다. 다행히도 좀이 쑤셔 선생님을 그만둘까 했던 마음은 지나가는 소나기 같은 것이었다. 가끔 한계에 부딪힌다는 느낌이 들 때도 있었지만 나는 나의 일과 다시 사랑에 빠졌다.

나는 킴과 만났을 때 근무하던 학교를 결혼 후 1년간 더 다니다가, 집에서 10분 거리의 학교로 자리를 옮겼다. 그 지역 학군에서 은퇴할 생각이었다. 킴 역시 집에서 10분 거리의 메인대학교에서 일자리를 구하려고 했다. 우리는 우리가 사는 지역에 깊이 뿌리를 내리겠다는 원대한 꿈을 이루기 위해 열심히 노력하면서 장기적인 진로 계획을 세웠다. 어쩌면 아이들이 킴과 내가 다녔던 메인대학교를 갈 수도 있겠다는 상상도 했다.

그런데 갑자기 예상치 못한 일이 생겼다. 2년 후 학교의 예산이 삭감되어 내 자리가 없어져 버린 것이다. 너무나 두려웠다. 나는 가장으로서 생활을 책임지고 있었고 내 수입이 없으면 우리 가족은 먹고살 수 없었다. 나는 몇 달 동안 통근 거리가 적당하기만 하면 어떤 자리든 지원하며 새로운 직장을 찾기 위해 애썼다. 정규직일 때 받던 월급보다 훨씬 적긴 하지만 집에서 북쪽으로 90분 거리에 있는 교육 콘텐츠 회사에서 반나절만 일하는 정규직과 그 주변 학교에서 대리 교사, 이렇게 투잡을 뛸까 잠깐 고민하기도 했다. 그러다 집에서 2시간 거리에 있는 대안 독서 프로그램을 개발하는 회사에 입사하기로 했다. 그 일을 하고 싶지도 않았고 집에서 너무 멀어 출퇴근마저 악몽 같았지만, 가정의 경제적 파탄을 조금이라도 늦추려면 어쩔 수 없다고 생각했다.

그런데 뜻밖의 행운이 찾아왔다. 집에서 1시간 거리의 연봉이 높은 학군에서 영어 교사 자리를 제안받은 것이다. 그때가 늦여름이었는데 마지못해 입사하려던 직장의 계약서에 막 사인하려던 참이었다. 고맙게도 지금까지 같은 지역에서 12년째 영어 교사로 재직 중이다. 때가 되면 이곳에서 은퇴할 계획이다. 이 지역구가 원래 내가 있어야 할 자리였던 것 같다. 아이러니하게도, 통근 거리를 이유로 안정적인 자리를 떠났던 내가 결국 더 먼 곳에서 일하게 된 것이다. 이 경험을 통해 정신이 번쩍 들었다. 우리가 후회 없는 결정을 내릴 수 있는 능력이 없는 건 아닌지 그 어느 때보다 절실히 고민하게 됐다.

이 시기에 우리 결혼 생활에서 일관적이면서도 변화무쌍한 주제는 자신의 진로를 개척하려는 킴의 노력이었다. 킴은 고등학교 시절 잠재력이 높고 우수한 학생이었다. 그녀는 메인대학교에 전액 장학생으로 입학했고, 영어 선생님이 되려는 목표를 가지고 있었다. 언제나 선생님들을 좋아했던 그녀가 결국 나와 결혼한 것도 놀라운 일은 아니다. 그녀의 꿈은 대학교에 다니면서 결혼을 하고 졸업 전에 아이를 낳으면서 좌절됐다.

그녀는 첫 번째 결혼 기간에 의료기록녹취나 부동산중

개 등 여러 분야에서 자신의 적성을 찾아봤다. 그리고 이혼 후에는 학교에서 학생들을 상대하는 교직원이 되고 싶다는 포부를 가지고 고등교육학 석사학위 과정이 있는 대학원에 진학했다. 킴은 대학원 등록금과 아이들 양육비로 꽤 많은 돈을 빌려야 했지만, 자신이 원하는 일을 찾는다면 모두 보상받을 수 있다고 굳게 믿고 있었다.

내가 킴을 만났을 때, 그녀의 대학원 과정은 거의 마무리되어가고 있었다. 그녀는 학부생들을 대상으로 하는 캠퍼스 내의 다양한 활동을 진행하고 있었고 졸업 후에는 정규직으로 전환되기를 바라고 있었다. 그 일은 그녀에게 딱 맞았다. 그녀는 교육의 중요성을 인식하고 있었고, 학생들이 자신의 장점과 약점을 파악하도록 돕는 데 타고난 재능이 있었다. 우리는 그녀가 메인대학교에서 커리어 상담교사로서 장래가 밝다고 기대했다. 하지만 메인대학교 취직은 이뤄지지 못했다.

킴은 상담교사 자격증을 취득하기 위해 상담학 석사학위 과정을 공부하기로 했다. 그렇게 하면 K-12 학교(미국의 유치원에서 고등학교까지 포함하는 의무교육 과정—옮긴이)에 취직할 가능성이 더 커 보였고 그렇게 되면 여름방학에 쉴 수 있어 나의 학사일정과도 맞으니 좋을 것 같았다. 그 전의 빚도 갚지 못한 상태에서 또 학자금 대출을 받는 것은 도박이나 다름없었지만, 장기적으로 보면 대출을 더 받는 것이 유리할 거라고 생각했다. 과정을 마칠 때쯤 학교 상담과 정신건강 상담 중 한 가지를 전공으로 선택해야 했는데, 킴은 정신건강 상담을 선택하고 학교에서 1년간 무급으로 10대에 부모가 된 학생들을 상담하는 인턴 교사로 일했다. 그녀는 그 일을 정말로 사랑했지만, 무급으로 일하는지라 출퇴근하는 데 드는 주유비를 신용카드로 계산할 수밖에 없었고 빚은 산더미처럼 불어났다.

킴은 조건부 정신건강 상담사 면허증(일정 지역에서 일정 기간 일할 수 있는 면허증—옮긴이)을 땄다. 하지만 정신건강 상담 일은 대부분 불안정하고 근무 환경이 열악했다. 그녀는 몇 년 동안 집에서는 가정 문제 상담 업무를, 학교에서는 학생 상담 업무를 병행하다가 번아웃(극도의 신체적·

간헐적 단식을
통해 얻은
믿기지 않는 자유

정신적 피로가 쌓여 힘도, 의욕도 없는 무기력한 상태—옮긴이)에 이르고 말았다. 그래서 다시 대학교의 커리어 상담 분야로 관심을 돌렸다. 하지만 고등교육 학위를 받고 시간이 꽤 흘렀기 때문에, 자리가 나더라도 다른 구직자들에 비해 경쟁력이 떨어졌다.

킴은 구직 활동을 하면서 먹고사는 데 조금이라도 보태기 위해 집에서 의료기록녹취사로도 일했다. 하지만 진로를 변경한 후 곧바로 의미 있는 일을 시작하지 못한 것에 대해 속상해하고 있었다. 가정 형편상 계속해서 더 많은 수입이 필요한 것도 사실이었지만, 킴은 진정한 성취감을 느낄 수 있는 일을 원했다. 나 역시 경제적 압박감으로 고통받았지만 킴이 만족할 만한 일을 찾지 못해 안타까웠다.

이런 난관들에 부딪히는 동안 소통의 부재와 서투른 대처는 결혼 생활에 부정적인 영향을 주었다. 이런 문제들을 겪으면서 우리는 더 자주 싸웠고, 스트레스에 적절하게 대응하지 못한 탓에 상황이 갈수록 악화됐다. 나는 보

Ryan Smith

통 귀를 막고 입을 다물었다. 킴은 팽팽한 긴장감에서 벗어나기 위해 아이들과 함께 집을 나가곤 했다. 그 와중에도 항상 음식은 우리에게 주된 오락거리이자 믿음직한 안식처였다. 지금에 와서 생각해보니 그때 사람들이 우리를 보고 도대체 어떤 생각을 했을지 궁금해진다. 우리 부부는 양식 있는 사회 구성원으로서 주변 사람들이 불편하지 않게 우리의 체중 증가에 대해 침묵으로 일관했지만, 커플이 합쳐서 90킬로그램이나 늘었으니 사람들이 못 알아봤을 리 없다. 그때가 우리 인생에서 가장 부끄럽고, 비참하고, 암울한 시기였다.

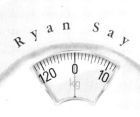

Ryan Say

120 0 10
kg

음식은 우리에게
믿음직한 안식처였다.

투명인간 같았던 시절

뚱뚱하다는 것은 빅풋(북미 서부에 살고 있는 것으로 여겨지는 온몸이 털로 덮인 원숭이-옮긴이)이 되는 것과 비슷하다. 패터슨-김린Patterson-Gimlin이 촬영한 유명한 동영상 속 빅풋을 본 적이 있는가? 동영상에는 야수 같은 생명체가 숲으로 걸어 들어가면서 자꾸 고개를 돌려 촬영감독을 보는 모습이 나온다. 나는 2008년부터 2014년 사이에 찍은 모든 사진 속의 내 모습이 빅풋을 닮았다고 우스갯소리를 하곤 했다. 내가 나오는 몇 장 안 되는 사진에서 나는 대체로 불행하고 비협조적인 듯 보였기 때문이다. 나는 계속해서 몸무게가 늘어나자 점점 더 고립됐고 사람들을 피했다.

나는 어느 때보다 사람들과 어울리는 것이 불편했고, 살을 많이 뺐을 때 나를 봤던 사람들을 우연히 마주치게 될까 봐 그리고 그들이 내가 엄청난 위선자라는 걸 알아챌까 봐 항상 불안했다. 나는 사람들 눈에 잘 띄지 않을 때, 사람들 바로 앞에 있어도 내가 있다는 것을 눈치채지 못할 때 마음이 가장 편했다. 길을 가다 아는 사람이 내 쪽으로 오면 나는 방향을 틀어 반대쪽으로 가면서 그 사람이 나를 못 알아보기를 빌었다.

나는 가능한 한 인생에 관심을 끊으려고 무던히 애썼다. 또한 내 몸무게가 그렇게 많이 늘어난 것에 대해 시시콜콜 캐묻는 사람들도 무조건 피했다. 우리는 대부분의 시간을 집에서 보냈고 다른 사람들과 거의 어울리지 않았다. 우리의 삶은 끊임없이 먹고 TV를 보는 것 중심으로 돌아갔다. 나는 내가 킴까지 바닥으로 끌어내리고 있는 게 아닌가 하는 생각이 들었다. 그럴듯한 미끼를 던져 그녀를 유인해 나를 건강한 사람이라고 믿게 했지만, 나는 어느 때보다도 엉망이었다. 나는 킴이 우리의 결혼에 대

한 실망감을 잊기 위해 음식에 의존하게 될까 봐 걱정이
됐다.

나는 매일매일 한 가지 감정에 지배됐다. 바로 분노였
다. 나는 나 자신에게 화가 났다. 그토록 어렵게 해낸 일
을 수포로 돌아가게 했기 때문이다. 내가 살을 뺐을 때 나
에게 박수를 보냈던 모든 사람에게 실패자처럼 보일 거라
는 사실에 화가 났다. 결혼도 하고 가족까지 생겼는데 내
문제 중 어떤 것도 해결되지 않아 화가 났다. 나는 시한폭
탄 같은 상태였다.

나는 먹는 것에 온통 정신을 쏟느라 다른 사람이나 다
른 일에 신경 쓸 틈이 없었다. 밖에서는 그럴듯하게 행동
했지만 집에서는 한없이 우울하고 조용해졌다. 나는 내
집에서 이방인 같은 존재였다. 비록 몸은 함께 있었지만
진정한 가족의 일원이 아니었던 것이다. 나는 가끔 우리
집에서 내 역할이 나가서 일하고 월급을 가지고 오는 것
뿐인 것 같다고 킴에게 말했다. 나는 킴은 물론 아이들과
도 단절된 것 같다고 느꼈고 점점 더 움츠러들었다.

간헐적 단식을
통해 얻은
믿기지 않는 자유

내 마음은 내가 되고 싶었던 좋은 남편과 새아버지가 되지 못한 것에 대한 분노로 가득 차 있었다. 나는 킴과 결혼하면서, 뚱뚱하고 불행했던 시절은 다 지나갔고 앞으로는 행복한 나날만 있을 거라고 믿었다. 하지만 인생이 그렇게 쉽지 않다는 냉정한 현실과 내가 출발점으로 되돌아왔다는 사실이 나를 완전히 무너뜨렸다. 마치 내가 다이어트에 성공했던 것은 인생에서 정말 좋은 일들은 남들을 위해서만 존재한다는 것을 보여주려는 신의 장난 같았다. 지금 생각해보면 나는 그때도 굉장한 행운아였다. 나를 지지해주고 사랑해주는 아내와 멋진 자녀가 둘이나 있었으니 말이다. 나는 그때 모든 것을 가지고 있었는데도 내가 가진 것을 알아보지 못했다.

나는 당시 암울한 하루하루를 살았다. 하지만 희망을 놓지는 않았다. 여전히 호기심에, 어쩌면 질투심이었을지도 모르겠지만, 다른 사람들의 행동을 유심히 관찰하면서 그들처럼 삶의 기운을 충만하게 느끼고 싶었다. 내가 만약 살만 뺄 수 있다면 더 행복해질 거라고 생각했고, 그래서 나는 비만이란 문제를 한 방에 해결할 수 있는 답을 계속해서 찾아 헤맸다. 나의 체중 문제를 완벽하게 해결해 줄 '강력한 그 무엇'을 알아내기 위해 끊임없이 팟캐스트를 듣고 유튜브 영상을 보고 블로그를 읽었다.

나는 온라인을 통해 웨이트 와처스 프로그램을 몇 번 시도해봤고 11킬로그램쯤 빼는 데 성공하기도 했다. 처음에는 프로그램이 나에게 잘 맞는 것 같았다. 방법이 단순명료해서 좋았고 WW 포인트(웨이트 와처스에서 음식에 대해 포인트를 매기는 제도−옮긴이)에 관한 규정도 따르기 쉬웠다. 그런데 프로그램을 오래 지속하기는 쉽지 않았다. 나는 슬슬 포인트를 얼버무리면서 자신을 속이기 시작하다 결국 프로그램을 그만뒀다. 건강관리용 앱을 사용해 먹은 음식의 칼로리와 운동량을 계산한 적도 있다. 식사 대용 셰이크도 먹어봤고, 다시 채식을 할까 생각도 해봤고, 카우치 투 5KCouch to 5K(달리기 초보자가 5킬로미터 거리를 뛸 수 있도록 개발된 프로그램−옮긴이)까지 시도해봤다. 시중에 나와 있는 살 빼기에 관한 모든 방법을 시도해봤거나 소극적으로나마 고려해봤을 것이다. 하지만 내가 불행해진 근본적인 원인을 찾기보다 증상을 고치려는 데에만 초점을 맞추고 있었다는 것은 깨닫지 못했다. 또한 그런 데 시간을 쏟아붓느라 정작 건강이 치르게 될 대가는 등한시했다.

Ryan Say

120 0 10
kg

나는 비만이란 문제를
한 방에 해결할 수 있는 답을 계속해서
찾아 헤맸다.

킴

|

뚱뚱한 엄마

정확하게 언제부터인지는 모르겠지만 나는 그냥 포기해
버렸다. 그래서 먹고 싶은 대로 먹었다. 아니, 먹고 싶은
것보다 더 많이 먹었다. 그러는 동안 나는 5년이 채 안 돼
체중이 36킬로그램이나 늘었다. 나의 30대 중반은 전쟁
같았다고 할 수 있다. 아이를 가지려고 노력했지만 성공
하지 못했고, 진로 문제로 수없이 실망하고 희망을 잃었
다. 게다가 단것을 먹고 싶다는 충동이 나를 온종일 괴롭
혔다. 운명이 장난스럽게 던진 시련으로 나는 고민과 불
안에 지쳐갔고, 맞서 싸울 힘이 조금도 남아 있지 않았다.
싸움에서 철저하게 패한 나의 모습은 이랬다. 운전석에

Kim Smith

혼자 앉아서 우울하게 기계적으로 종이가방에 들어 있는 뭔가를 한입 가득 밀어 넣고 먹어치운 후, 증거를 남기지 않기 위해 쓰레기를 버리고 아이들을 데리러 간다. 아주 오랫동안 매일매일 이런 일이 벌어졌다.

나는 그렇게 급속하게 체중이 늘어나는 동안 다이어트는 하지 않았다. 웨이트 와처스 덕에 나는 하루의 식단에 포인트를 어떻게 적절하게 배분해야 하는지, 또한 결국 금방 허기를 느끼게 할 간식을 어떻게 조금씩 자주 먹어야 하는지 고민하느라 끊임없이 뭔가를 결정해야 하는 상황에 염증을 느꼈다. 제니 크레이그Jenny Craig(다이어트 식단과 상담 서비스를 제공하는 회사─옮긴이)는 맛도 없이 비싸기만 한 음식으로 내 삶의 기쁨을 송두리째 빼앗아버렸다. 나는 새롭게 등장하는 모든 다이어트, 음식과 관련된 라이언의 모든 제안에 한숨과 의심의 눈초리로 반응했다. 엄격한 다이어트 규칙들을 따르는 게 지긋지긋했던 나는 시도해보고 실패하기보다는 아예 시도하지 않는 편을 택했다.

간헐적 단식을
통해 얻은
믿기지 않는 자유

이 모든 것은 내가 어릴 때부터 수치심을 느끼지 않기 위해서 완벽해지려고 노력했다는 사실과 관련이 있다. 이런 사고방식은 완벽하지 않으면 별 볼 일 없다는 메시지를 심어주었다. 나는 시험을 두려워하지 않는 학생이었지만 답을 모르는 문제는 빈칸으로 남겨두었다. 오답을 쓸 바에는 아예 답을 쓰지 않는 것이 더 낫다고 생각했기 때문이다. 새로운 다이어트 시도는 내 인생에 또 한 번의 실패를 추가하는 지름길 같았고, 나는 그런 실패를 더는 견딜 자신이 없었다. 나는 쓸데없는 짓은 하지 말자고 나를 다독였다. 뚱뚱할 운명을 타고난 사람도 있는 거라고 생각했다. 주변을 둘러보면 그런 사람들을 어디서든 쉽게 볼 수 있으니 말이다.

나는 특별히 여자답거나 화려한 것을 좋아한 적은 없지만, 머리를 매만지거나 마스카라를 바르거나 립글로스를 바르는 아주 기본적인 몸단장까지도 그만두었다. 거의 손이 가지 않도록 머리를 짧게 자르고 콘택트 렌즈 대신 안경을 쓰기 시작했다. 꼭 나쁘다고 볼 수는 없지만 지금 생각하면 마음에 변화가 생겼다는 신호였던 것 같다. 내가 외모에 신경을 쓰지 않는 것은, 나 자신에 대해 신경 쓰지 않는다는 것을 단적으로 보여주는 행동이었다.

거의 10년 전부터 내 머리를 잘라준 소중한 친구 펠리시아는 내가 어떤 과정을 거쳐서 여기까지 왔는지 속속들이 알고 있다. 그녀와 나는 이제 내가 '짧은 앞머리를 했던 시절'을 떠올리며 함께 웃을 수 있다. 그녀는 내가 거울 속의 나와 눈도 못 마주치던 시기에 옆에서 나를 지켜보는 마음이 어땠는지에 대해서도 진지하게 말해주었다. 최근에 내가 얼마나 나아졌는지 얘기해주는 그녀의 따뜻한 시선이 고마울 따름이다.

2012년, 고등학교 졸업 20주년 동창회에 나갔다. 졸업하고 몸무게가 45킬로그램이나 늘어서 정말이지 가고 싶지 않았지만, 결국 참석한 내가 지금 생각해도 기특하다. 10주년 동창회 때 나는 갓 이혼한 상태였지만 당당하게 고개를 들고 참석했고, 20주년 동창회 때는 엄청나게 체중이 늘었어도 당당하게 고개를 들고 참석했다. 내가 그럴 수 있었던 것은 나에게 회복력이 있었기 때문이다. 인생의 가장 힘든 시기에도 나를 지탱해준 힘은 내가 친절하고 다른 사람들에게 여러모로 도움이 될 수 있는 좋은 사람이라는 사실을 잊지 않은 데서 비롯됐다. 나는 외모는 자랑스럽지 않았지만, 오랜만에 동창들을 만나서 소통하고 싶었다.

동창회 날 저녁은 해가 진 뒤에도 기온이 27도를 웃도는 덥고 습한 날씨였다. 게다가 모임 장소에는 에어컨도 없었다. 나는 보정속옷 위에 나일론 혼방 소재의 블라우스와 통이 넓은 스타일의 바지를 입고 있었다. 나는 아직도 그때 얼마나 땀을 많이 흘렸는지, 그리고 화장실에서 볼일을 본 후 땀에 젖어 축축하고 답답한 소재의 옷들을 겹겹이 다시 입느라 얼마나 힘들었는지 기억이 생생하다. 모멸감마저 들었다. 물론 나는 화장실이라는 분리된 공간에 있었지만 고교 동창 대부분이 몇 미터 안 되는 곳에서 웃고 춤추며 내가 그토록 바라는 자유를 만끽하고 있다는 걸 너무나 똑똑히 알고 있었다. 내가 20년 전 졸업식 때 상상했던 나의 모습은 어디에도 없었다. 그중에서도 가장 크고 눈에 띄는 실패는 나의 체중이었다.

동창회에서 찍은 사진이 SNS에 올라왔을 때 난 쥐구멍이라도 찾고 싶었다. 내 몸집은 내가 생각했던 것보다 훨씬 더 컸고, 화장은 땀범벅이 된 얼굴에서 막 흘러내릴 것 같았다. 나는 내가 〈드루 케리 쇼〉(드루 케리라는 회사원의 일상을 배경으로 한 시트콤—옮긴이)의 미미(드루의 동료로 덩치가 크고 우스꽝스러운 옷을 입고 나오는 캐릭터—옮긴이)처럼 나왔다고 시무룩한 댓글을 달았다. 나는 내 모습이 너무나 싫었고 체중이 급속도로 불어나는 것이 무서웠지만, 뭘 어떻게 바꿔야 문제를 해결할 수 있을지 전혀 감이 잡히지 않았다. 그래서 나는 그때까지의 생활 방식을 그대로 유지했고 체중은 계속해서 불어났다.

마흔 살 생일(상투적이긴 하지만, 보통 사람들이 자신이 살아온 인생을 되돌아보게 되는 날이라고 하지 않는가)이 다가오자, 나는 속이 다 타버리고 텅 빈 껍데기만 남아 있는 것 같았다. 무슨 생각을 하며 하루하루를 보냈던 걸까. 확실하지는 않지만 아마 이런 생각을 했던 것 같다. 나는 날씬해질 수도 있었고, 건강할 수도 있었고, 성공적인 커리어를 가질 수도 있었지만 모든 기회를 날려버렸다고. 이런 생각은 '파산한 이혼녀가 된 우등생'이 자기연민에 빠져 있는 것보다 더 나빴다. 나는 마흔 살이라는 비교적 젊은 나이에 앞으로 다시는 나에게 기회가 오지 않을 거라고 진심으로 믿고 있었다.

이 문제는 나에게만 국한된 것이 아니었다. 아이들과도, 그리고 내가 아이들에게 무엇을 물려줄 것인가 하는 것과도 관련이 있었다. 적어도 아이들은 내가 꾸려온 인생보다 행복하게 살기를 원했다. 티를 내지는 않았지만, 아이들이 식습관도 엉망이고 패배감에 젖어 있는 나를 혼자 남겨두고 가족이라는 울타리를 떠날 때 내가 어떻게 될지 상상하면 무서웠다. 체중 증가와 관련된 많은 문제가 그렇듯, 아이러니하게도 혼자 남겨지는 것이 더 무섭게 느껴질수록 나는 먹는 것에 더 집착했고 몸무게도 더 많이 늘었다.

Kim Smith

같은 시기에 할머니가 아흔다섯의 연세로 돌아가셨다. 할머니와 나는 굉장히 가까웠다. 단순히 많은 시간을 같이 보냈다기보다 더 깊은 의미에서 가까웠다. 나는 어렸을 때부터 할머니에 대한 애착이 강했다. 처음 할머니 품에 안겼을 때 은은한 파우더 냄새가 났다. 내가 아무리 실패를 거듭해도, 아무리 체중이 많이 늘어나도 할머니는 언제나 내가 특별하고 아름다운 사람이라고 느끼게 해주셨다.

할머니는 건강하게 오래 사셨고 노환으로 돌아가셨지만, 나에게 할머니의 죽음은 다른 사람들이 부모님 두 분을 한꺼번에 잃을 때 느낄 법한 상실감을 주었다. 내 인생이 통째로 흔들리는 느낌이었다. 나는 하루아침에 세상에 내동댕이쳐진 연약한 고아가 된 것 같았다. 할머니가 돌아가시고 몇 주 동안, 시간을 들여 온 힘을 다해 슬픔을 표하는 것이 일과였다. 나는 원래 쉽게 우는 편이었지만 그렇게 한 달 내내 하루도 빠짐없이 매일 운 적은 없었다.

나는 내 스케줄에 맞춰 집에서 일했기 때문에 사랑하는

사람의 죽음을 찬찬히 받아들일 시간을 낼 수 있었다. 66년 동안 할머니가 사셨던 엘름가의 집 구석구석에서 할머니의 손길을 느낄 수 있었다. 부엌에 들어서면 할머니에 대한 그리움이 밀려와 정신이 아득해지고 똑바로 서 있기가 어려웠다. 나는 다시 어린 소녀로 돌아간 것 같았지만 앞치마에 손을 훔치시던 할머니는 더는 계시지 않았다.

할머니 집은 그야말로 꽉 차 있었다. 할머니는 감상적인 물건에서부터 엉뚱한 물건까지 모든 것을 모아놓으셨다. 할머니의 사진과 자질구레한 장신구들을 정리하는 데 몇 시간씩 걸렸다. 오랫동안 사용하지 않은 기념일용 장식을 담은 박스도 몇 개나 있었다. 다 먹은 마요네즈 병이나 마가린 용기들은 다른 용도로 쓰려고 잘 씻어서 말려놓으셨다. 진짜 골동품들은 거미줄로 뒤덮인 지하 창고에 쌓여 있었다. 할머니가 우울증으로 지나치게 검소한 생활을 하셨는지 아니면 우리가 모르는 병적인 수집 취미가 있으셨는지는 모르겠지만, 할머니가 남기고 가신 잡동사니 가득한 집을 사게 될 사람들은 집을 정리하느라 고생

깨나 하게 될 것 같았다.

위층 옷장에는 아버지가 1960년대에 입었던 옷들과 안경, 대학생 때 보던 교재들이 있었다. 고모 침실에는 고모가 고등학교 졸업 댄스파티 때 입었던 빈티지 드레스와 대학교 졸업식 때 착용했던 학사모와 가운도 있었다. 할머니와 할아버지 침실에 있는 할아버지 서랍장은 아직도 할아버지 물건들로 꽉 차 있었는데, 맨 위 칸 서랍에는 지갑과 주머니칼이 단정하게 놓여 있었다. 할아버지가 돌아가신 지 벌써 25년이나 지났는데도 말이다. 할머니는 화장실에 할아버지의 빗과 쓰다 만 두발 관리 크림까지 버리지 않고 보관하셨다.

할머니는 오래된 가족용 성경과 신문에서 오린, 이제는 노랗게 바랜 부고 기사들도 간직하셨다. 내 이름이 적힌 우등생 명단들도 가지고 계셨다. 내가 유치원 시절 받았던 상들에 관한 기사가 실린 소식지는 오랜 세월을 못 이기고 보라색으로 변해 있었다. 애덤과 에마의 사진과 그림까지 고이 모아놓으신 걸 보고 제일 울컥했다. 할머니

간헐적 단식을
통해 얻은
믿기지 않는 자유

가 우리를 사랑하셨다는 것은 알고 있었지만 할머니의 물
건들을 손으로 직접 정리하다 보니 그 사랑을 새삼 깊이
느낄 수 있었다.

　물건을 정리하던 몇 주 동안 나는 무슨 의식이라도 치
르듯 할머니의 부엌 싱크대에 서서 창문을 바라보면서,
할머니가 나와 똑같은 자리에 서서 창문 밖의 나무들을
얼마나 많이 바라보셨을지 머릿속으로 계산해보곤 했다.
66년이면 2만 4,000일이고, 할머니 집에는 식기세척기도
없었으니 아마 설거지를 하면서 그 나무들을 8만 번쯤은
보셨을 것이다. 거기 서서 할머니가 나와 함께하신다고
생각하니 마음에 큰 위로가 됐다.

　그와 비슷한 이유로 나는 많은 시간을 그저 할머니의
흔들의자에 앉아서 보냈다. 할머니의 손톱 다듬는 줄과
핸드크림이 할머니가 놔두셨던 탁자에 고스란히 놓여 있
었다. 할머니가 보시던 책에는 책갈피가 절대 빠지지 않
게 단단히 고정되어 있었다. 나는 눈을 감고 앉아서 할머
니 방 벽에 걸려 있는 시계의 초침 소리를 들었다. 할머니

가 계시던 공간에 계속 머물러 있을 수 있도록 시간을 천천히 가게 하거나 멈출 수 있다면 얼마나 좋을까 생각하면서. 하지만 곧 집이 팔리면 바로 개조에 들어갈 테니 지금 하고 있는 일이 내가 할 수 있는 최선이라는 것을 알았다. 또한 살아계실 때 이 모든 물건을 차마 버리지 못하셨던 할머니를 위한 일이기도 했다.

다락방에서부터 지하실까지 할머니의 아름답고 아담한 집에 있는 모든 서랍과 캐비닛, 옷장을 가득 채웠던 물건들을 박스에 담았다. 그리고 정리를 마무리하는 며칠 동안 나에게 평온함을 주던 그 공간을 온전히 만끽했다. 아이들과 라이언이 학교에 간 시간에 할머니 집을 정리했기 때문에 대부분의 시간은 나 혼자 있었다. 방과 방 사이를 돌아다니기만 해도 슬픔이 끊임없이 밀려와 흐느껴 울었다. 보이는 것, 들리는 것, 냄새까지 모두 내가 잘 아는 것이었는데 할머니 집은 묘하게 익숙하면서도 완전히 낯설었다. 할머니는 이제 이곳에 계시지 않았고 앞으로 다시는 볼 수 없다는 사실이 사무쳤다. 내 마음속 깊은 곳에서

간헐적 단식을
통해 얻은
믿기지 않는 자유

뭔가가 움직이고 변하는 느낌이 들었다. 그때를 되돌아보면 나에게 그런 지각 변동 같은 사건이 필요했다는 생각이 든다.

그날로 당장 긍정적인 변화가 있었다고 말하고 싶지만, 그 후로도 한참 동안 나는 먹고 싶은 대로 마구 먹었다. 할머니를 잃고 얼마 안 됐을 때는 설탕과 탄수화물 위주의 음식을 먹으며 스트레스를 푸는 일이 오히려 더 많아졌다. 할머니 장례식을 치른 후 메리와 내가 테이크아웃 중국 음식을 사러 갔던 일이 기억난다. 포춘 쿠키 운세에 반드시 다른 사람들을 도우라는 메시지가 나왔는데 할머니 인생이 떠올라 가슴이 아팠다. 느끼한 국수와 MSG를 아무리 많이 먹어도 나의 슬픈 마음은 달래지지 않았다. 나의 행동은 음식에서 위안을 찾는 적당한 선을 넘어선 것이었다.

그 후 1년 내내 괴로움에 못 이겨 폭식에 폭식을 거듭하면서 음식을 둘러싼 나의 문제들은 더 악화됐다. 일주일에 한두 잔 마시던 와인은 하루에 한두 잔으로 늘어났다. 할머니가 돌아가신 지 1년쯤 지난 2014년 가을, 라이언은 몸무게가 줄어들기 시작한 반면, 나의 몸무게는 내 인생 최대치가 됐다. 정확히 몇 킬로그램이었는지는 모르겠지만 108킬로그램 아니면 110킬로그램이었던 것 같다. 이제는 어림잡아 그냥 109킬로그램이라고 말한다. 내가 간헐적 단식 서포트 그룹에서 활동하면서 '다이어트 전'이라고 올린 사진은 대부분 이 시기에 찍은 것이다.

직장에 관해 말하자면, 정신건강 상담 일로 번아웃되고 일을 그만둔 후 한 걸음 물러서서 휴식기를 가졌다. 그야말로 나는 완전히 풀이 죽어 상담 치료 자료와 나에게 영감을 주던 포스터를 주섬주섬 챙겨 집으로 돌아왔던 것 같다. 그 후로 몇 년 동안 나는 어떻게 해서든 살림을 꾸려가려고 낮에는 커뮤니티 칼리지community college(지방 전문대 또는 지역 주민들도 수강할 수 있는 교육기관—옮긴이)에서 강의를 하고 조금이라도 남는 시간이 있으면 의료기록녹취 일을 했다. 강의는 내가 오랫동안 꿈꿔온 일이었지만 학생들을 가르치는 실제 상황은 썩 만족스럽지 않았다. 강의를 하면서도 학생들에게 비칠 내 모습을 상상하면 몸서리가 처졌다.

내 몸집은 어느 때보다도 거대했다. 임신했을 때보다도 훨씬 더 뚱뚱했다. 내 몸이 너무 무거워져 걸음걸이까지 느려졌다. 늘어난 몸무게를 감당하기 위해 보폭을 줄이고 약간 뒤뚱거리며 걸어야 했다. 조금 오래 걷거나 서 있으면 무릎이 아팠고, 밤에 잘 때 옆으로 누워서 자면 아침에는 밤새 눌렸던 엉덩이가 아팠다. 그리고 주차할 자리를 찾다가 수업에 늦어 강의실에 뛰어 들어가는 날에는 학생들 앞에서 벌게진 얼굴로 숨이 가쁘지 않은 척해야 했다. 나는 내 몸무게와 식습관에 관해 자기비하적인 얘기나 농담을 지나치게 많이 했다. 나 자신이 얼마나 뚱뚱한지 잘 알고 있다는 사실을 다른 사람들에게 알려야 한다는 거의 강박적인 의무감 같은 것을 느꼈다. 내가 먼저 그 얘기를 꺼내서 그 사실을 내가 모르고 있지 않다는 걸 선포해야 할 것 같았다.

캠퍼스에서 학생들과 소통하는 일은 재미있었지만 가

르치는 일은 내가 궁극적으로 원하는 일은 아니었다. 나의 역할은 그저 교수진을 돕는 정도지, 내가 정규직 교수가 될 가능성은 거의 없었다. 따라서 강사직을 계속 유지하는 동안에는 '나중에 커서' 뭐가 될까 하는 식의 고민을 계속할 수밖에 없었다. 그러는 사이 에마는 벌써 고등학생이 됐고, 우리 집이 빈 둥지가 될 날도 얼마 남지 않았다는 걸 깨달았다. 일주일에 며칠은 학생들을 가르치느라 외출을 하긴 했지만 많은 시간을 집에서 의료기록을 입력하면서 보내야 했고, 사람들과의 단절은 남들의 눈을 의식하지 않고 마음대로 먹는 식습관을 부추겼다. 다만, 좀 더 전공을 살릴 수 있는 분야에서 일하고 싶다는 마음은 여전히 있었다.

이제는 4사이즈 옷을 입을 수 있고 매장에 스몰 사이즈의 옷이 없어서 옷을 사지 못하는 경우도 비일비재하기에 망정이지 내가 가장 뚱뚱했던 그 시절, 악몽 같았던 쇼핑은 생각만 해도 진저리가 난다. 나는 어떤 매장들은 아예 가지 않게 됐고, 가끔 가더라도 에마 옷을 보러 따라가는 정도였다. 나는 에마가 무슨 옷을 사는지 보지도 않았다. 10대 딸을 둔 엄마들이 딸과 같은 옷을 입지 못하는 경우는 많지만, 지금보다 45킬로그램이나 더 많이 나갔던 나는 스웨터나 재킷도 에마와 같이 입지 못했다. 내 몸집은 말 그대로 에마의 두 배였으니 말이다.

에마는 K-8 시스템 학교(유치원부터 중학교 과정까지 있는 학교-옮긴이)에 다녔고 유치원 때부터 어울렸던 친구들이 있었다. 엄마들 모임에서 항상 제일 뚱뚱했던 내가 어떤 기분이었는지 설명하기는 쉽지 않다. 나는 눈 딱 감고 그런 사실에 대해 생각하거나 너무 신경 쓰지 않으려고 했던 것 같다. 에마는 날씬하고 예뻐서, 모르는 사람도 지나가면서 에마의 외모를 칭찬하는 일이 자주 있었다. 그럴 때마다 내 자존심도 조금 회복되곤 했다. 아무래도 내가 건강과 멋진 몸매를 유지하는 데는 실패했지만 이렇게 예쁜 딸을 낳았다는 자부심 비슷한 게 작용했던 모양이다. 정신적인 고통을 피하기 위해서라면 별짓을 다 하는 게 사람 마음인 것 같다.

내 몸집이 가장 컸을 때는 월마트나 K마트 같은 대형 매장의 플러스 사이즈 섹션에서만 쇼핑을 했다. 그런 매장에는 주로 내가 싫어하는 밝은색의 스팽글이 달려 있는 상의가 많았지만, 입을 옷이 있어야 외출도 하고 사람들과 만날 수 있으니 그나마 좀 어둡고 프린트가 덜 요란한 옷을 골랐다. 그때는 몸에 잘 맞아야 한다거나 예뻐 보여야 한다는 기준 같은 건 없었다. 내가 좋아한다고 말할 만한 옷도 없었다. 내가 제일 좋아하는 옷은 가장 편안한 옷이었다. 나는 탈의실 벽면에 거울이 있으면 들어가지 않았다. 그냥 눈으로 대충 훑어보고 '그래, 저 옷에는 내가 충분히 들어갈 수 있겠다' 싶으면 샀다.

이 무렵 내가 리Lee 브랜드의 청바지 중 특정 모델만 사던 시기가 있었다. 18사이즈 진이 몇 개 있었는데 어느 순간부터 바지가 꽉 끼는 느낌이 들어서 20사이즈 바지를 몇 개 샀다. 지금은 우리 동네 K마트가 문을 닫았지만, 낡고 허름한 매장에서 두루마리 휴지 몇 통 사는 것처럼 큰 사이즈의 청바지를 카트에 아무렇게나 던져 넣던 기억이 뚜렷하다. 그때 우리 집에는 전신 거울이 하나도 없었기에 내 모습이 실제로 어떻게 보였는지는 전혀 모른다. 운동회를 옆에서 불안하게 지켜보던 열 살의 나처럼, 내 몸과 내가 분리된 느낌이었다. 유도분만으로 극심한 고통에 시달리며 아들을 밀어내지 못하던 스물두 살의 나처럼 내 몸과 분리된 느낌이기도 했다. 내 몸은 내 머리를 여기저기로 운반해주기 위해 존재하는 도구인 것만 같았다.

요즘은 아주 매력적이고 멋진 옷과 액세서리로 한껏 멋을 내고 자기 몸을 사랑하자는 운동에 동참하는 몸집이 예전의 나만 하거나 그보다 더 큰 여성들을 볼 수 있다. 나도 내가 뚱뚱했을 때 그녀들처럼 나를 긍정적으로 생각할 수 있었다면 좋았을 것 같다. 하지만 그때 나의 체중은 나의 열등감으로 인한 괴로움이 표출된 것이었다. 내 몸무게가 최고치였을 때 나는 한 번도 내 몸에 대한 사랑이나 자신감 또는 매력을 느껴본 적이 없다.

얼마 안 가 나는 리 브랜드에서 22사이즈 청바지를 사야 했다. 내가 사본 것 중 가장 큰 청바지였는데, 다행스럽게도 그렇게 오래 입을 필요는 없었다. 나는 아직도 그 청바지를 가지고 있다. 거의 새것이다. 그 청바지를 보면서 내가 그걸 입고 돌아다니던 시절이 있었다는 걸 기억하려고 남겨두었다. 이제는 그 청바지를 봐도 괴롭지 않다. 그 바지를 다시 입지 않으려면 몸과 마음을 어떻게 사용해야 할지 지금의 나는 알고 있기 때문이다.

간헐적 단식을
통해 얻은
믿기지 않는 자유

Kim Say

120 0 10
kg

엄마들 모임에서 항상
제일 뚱뚱했던 내가 어떤 기분이었는지
설명하기는 쉽지 않다.

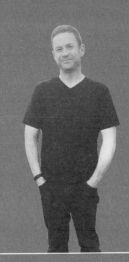

Ryan Smith

우리는 정말 효과적인 다이어트는
편하게 지속 가능한 것이어야 한다는 것을 몰랐습니다.

#3

나는 온종일 나를 지배하는 단것을 먹고 싶다는 열망에 사로잡혔고,
음식으로부터 자유로워질 방법이 반드시 존재하기를 바랐습니다.

Kim Smith

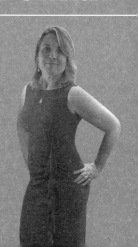

라이언

|

저탄고지 팔레오 다이어트

2014년 여름, 나의 몸무게는 내 인생 최고치를 찍었다. 나는 탄수화물을 얼마나 섭취하고 있는지 신경 쓰는 척도 하지 않았고 몇 년째 혈당도 재지 않았다. 전에도 체중 감량으로 당뇨병을 근본적으로 '치료'했으니 이번에도 당뇨를 되돌릴 충분한 시간이 있을 거라고 생각했다. 하지만 나는 그것이 거짓말이라는 것을 알았다.

논리적으로 볼 때, 내 몸에 그렇게 많은 지방이 다시 축적됐으니 혈당이 높아졌을 가능성이 굉장히 컸다. 나는 당뇨병의 위험성에 관해 잘 알고 있었지만 그냥 귀를 막고 외면하고 있었다. 또다시 당뇨를 마주할 준비가 감정적으로 전혀 되어 있지 않았으며, 곧 살을 뺄 거라고 막연하게 생각만 하고 매일 똑같은 하루를 반복하고 있었다. 마침내 나는 2001년 처음 당뇨병을 진단받았을 때처럼, 혈당이 제멋대로 오르락내리락할 경우 일어날 수 있는 심각한 결과가 두려워 혈액검사를 받았다.

　병원에서 온 음성녹음 안내 멘트를 듣고 병원에 전화를 걸었다. 간호사가 뭐라고 말할지 알면서도 어리석게 "아슬아슬하긴 해도 당뇨는 아니에요"라고 대답할 거란 미련을 버리지 못했다. 하지만 간호사는 굉장히 사무적인 목소리로 공복혈당과 당화혈색소HbA1c(장기간 혈당 농도를 알기 위해 사용하는 혈색소의 한 형태-옮긴이) 수치가 너무 높다고 했다. 그 말을 들으니 2001년으로 다시 돌아간 것 같았다. 나는 처음 당뇨 진단을 받았을 때와 똑같은 기분이었다. 두렵고 혼란스러웠다. 무엇보다 다시 이 지경이 되도록 방치한 나 자신에게 실망했다. 간호사에게 혈당 측정기를 처방해달라고 부탁했고, 이제부터 마음을 다잡고 당뇨를 치료해야겠다고 결심했다.

혈당을 낮추기 위해 다시 생활습관을 조정하던 초반 몇 주 동안은 힘들었다. 또다시 혈당을 측정하게 된 현실이 너무 괴로웠고, 당 수치가 높게 나와 실망스러웠다. 물론 혈당을 내리는 데에는 시간이 필요하다는 걸 알고 있었지만 변화가 즉각적으로 나타나지 않자 인생의 실패자가 된 것 같았다. 혈당을 조정하려고 처음 당뇨를 치료할 때와 마찬가지로 탄수화물 섭취를 제한했지만, 이번에는 내 몸이 그때처럼 반응하지 않았다. 13년 전, 내 혈당을 정상 범위로 끌어내렸던 탄수화물 섭취량이 이제는 같은 효과를 내지 못한 것이다. 의사가 당뇨병 교육 전문가를 소개해준다고 했지만 거절했다. 나는 생활습관을 완전히 뜯어고쳐야겠다고 단단히 마음을 먹었고 이번에는 전혀 다른 방향에서 그 방법을 찾았다.

당뇨병이란 진단을 두 번째로 받기 전에 나는 팔레오Paleo(구석기)/프라이멀Primal(원시인) 다이어트를 해볼까 하고 자료를 모으고 있었다. 오래전에 채식에 관심을 뒀던 것처럼 이번에는 팔레오/프라이멀 다이어트에 끌렸고, 그때와 마찬가지로 이 다이어트가 살을 빼고 당뇨를 치료하는데 가장 좋을 것 같다고 확신하게 됐다. 그 결정이 아이러니하다는 사실은 알고 있었다. 여러 가지 면에서 팔레오 다이어트의 식단은 이전에 내가 성공적으로 살을 뺄 수 있었던 채식과는 정반대 식단이기 때문이다. 나는 이른바 고탄수화물·저지방 식단이라고 할 수 있는 채소와 곡물 위주의 채식에 가까운 식사로 55킬로그램을 감량했다. 그때는 아침부터 저녁까지 안정적으로 일정한 양의 당을 몸에 공급하는 것이 체중과 혈당을 조절하는 이상적인 방법이라고 믿었다. 그래서 식사나 간식으로 한 번에 먹을 수 있는 탄수화물 양과 먹어도 되는 음식의 종류를 정해놓긴 했지만 자주 먹을 수는 있었다. 그 방법도 효과적이었지만 그런 식으로 먹는 것을 그만두었더니 다시 살이 찌고 말았다.

반대로 팔레오 다이어트는 고지방·저탄수화물 식단으로 고기, 채소, 지방을 위주로 먹고 탄수화물, 특히 빵이나 감자처럼 혈당지수(섭취한 탄수화물에 함유된 당분이 체내에서 소화 흡수되는 속도, 즉 혈당이 상승하는 속도를 나타내는 지표-옮긴이)가 높은 단순탄수화물은 멀리하라고 한다. 팔레오 다이어트 지지자들은 단백질과 지방 함량이 높은 음식을 먹으면 포만감이 더 오래가기 때문에 식사를 자주 할 필요가 없다고 주장한다.

이렇게 상반되는 내용인데도 왜 그토록 팔레오 다이어트가 흥미를 끌었는지는 모르겠다. 아무튼 앳킨스 다이어트의 부활과 비슷한 개념의 다양한 책이 출판되면서, 여론은 저탄수화물 다이어트를 지지하는 쪽으로 서서히 바뀌었다. 내가 언제나 '지금 유행하는 다이어트'에 민감했던 건 사실이지만, 이번에는 좀 달랐다. 인슐린 이론과 대사증후군에 관해, 그리고 진화 이론을 기반으로 인류에게 가장 적합하다는 다이어트에 관해 많은 정보가 쏟아지고 있었다. 하지만 솔직히 내 눈길을 끈 것은 '원시인'이라는 요소였다. 팔레오 다이어트는 남성을 공략하는 마케팅 전략을 주로 펴면서 우리가 초기 인류를 따라 이런 식사를 하는 것이 근육을 키우고 활력을 되찾고 장수하는 길

간헐적 단식을
통해 얻은
믿기지 않는 자유

이라고 말한다. 대충 보기에도, 그리고 과학적으로도 팔레오 다이어트의 주장은 그럴듯하게 들렸다. 그래서 나는 팔레오 다이어트에 뛰어들었다.

다이어트는 효과가 있었다. 나의 하루는 채식할 때와는 아주 달랐지만 체중이 꾸준히 감소했다. 나는 아침으로 달걀과 베이컨, 그릭 요거트를 먹었고 점심과 저녁으로는 주로 고기와 채소를 먹었다. 버터와 올리브 오일, 기름기 많은 고기를 먹는데도 살이 빠지는 걸 경험하고 해방감을 느꼈다. 탄수화물이 그렇게 먹고 싶지도 않았다. 가끔은 생일케이크 한 조각 정도는 먹어도 된다는 생각이 깔려 있었기 때문이다.

팔레오 다이어트 지지자들이 선호하는 운동 방식이 있기는 하지만, 그보다는 음식의 종류와 질에 더 무게를 둔다. 이 점이 특히 초반에는 나에게 아주 좋았다. 몸이 너무 무거워 고강도 인터벌 운동을 안전하게 할 수가 없었기 때문이다. 초반에는 평소보다 훨씬 많이 걸었다. 그러다 살이 조금씩 빠지면서 고강도 인터벌 운동도 시험적으로 해보기 시작했지만 나의 체중 감소가 운동 덕분이라고 말하기는 어렵다.

역사는 되풀이된다고 했던가. 살이 다시 빠지면서 중요한 몇 가지 단계가 반복됐다. 18킬로그램쯤 빠지자 친구들과 동료들이 감탄하면서 어떻게 살을 뺐느냐고 묻기 시작했다. 옷들이 너무 커져서 새 옷을 사야 했다. 나는 점점 마음이 편해졌고 자신감이 생겼다. 더 중요한 것은 건강 관련 지표들이 모두 크게 개선됐다는 것이다. 공복혈당과 당화혈색소 수치가 금방 정상 범위로 떨어졌다. 고지방·저탄수화물 다이어트가 내 체중에 관한 문제를 영원히 해결해줄 것 같았다.

이번 체중 감소가 그전과 크게 다른 점은 킴과 나의 관계였다. 나는 몸무게가 빠지고 있었지만 킴은 그렇지 않았다. 그녀는 나의 다이어트를 지지해주었지만 같이 하고 싶어 하지는 않았다. 우리는 이제 더는 서로에게 악순환을 가져왔던 식습관의 공범자가 아니었다. 우리의 결혼 생활은 지금까지 한 번도 가보지 않은 길로 들어서고 있었다.

간헐적 단식을
통해 얻은
믿기지 않는 자유

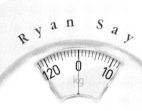

팔레오 다이어트에 뛰어들었고
체중이 꾸준히 감소했다.

|

탄수화물 중독자들의
다이어트

2014년 라이언의 혈당이 높다는 전화를 받은 날을 잊지 못한다. 그는 곧바로 자신의 건강을 회복하기 위해 식습관을 완전히 바꾸기로 했다. 그의 대처는 나에게 영감을 주는 동시에 좌절감도 안겨주었다. 오랜 세월 함께하면서 언제나 '어른스럽게' 처신하는 라이언에게 나는 열등감을 느꼈다. 그는 더 일관성 있고, 체계적이며, 변화를 기록해 상황을 파악할 수 있도록 시스템을 잘 구축하고 일을 잘 마무리한다. 물론 나에게도 라이언에게 없는 장점이 있다. 예를 들면 즉흥적이고 에너지가 넘치며 열정적이다. 하지만 나는 순식간에 식습관을 마음대로 통제하는 그를 보고 마음이 더 심란해졌다.

솔직히 말해 그의 몸무게가 급속하게 빠지고 있다는 것이 분명해졌을 때 마냥 기쁘지만은 않았다. 몸무게 문제로 고군분투하는 사람들 사이에서 질투란 아주 강력하고 부정적인 감정이다. 나도 나중에 체중 감량에 성공했을 때 나를 질투하고 함께 기뻐해주지 않는 다른 사람들 때문에 큰 상처를 받았다. 하지만 방금 고백한 것처럼 나도 같은 경험이 있기 때문에 그런 반응을 보이는 사람들을 이해할 수 있다.

반사적으로 못난 질투심이 발동하긴 했지만, 라이언의 당뇨병이 위험한 상태로까지 진행되지 않아 천만다행이었다. 그에게는 가족력도 있었기 때문에 그가 그렇게 신속하게 조치를 취하지 않았더라면 당뇨가 얼마나 많은 합병증을 유발했을지 우리는 잘 알고 있었다. 하지만 우리 중에 이제 나만 여전히 뚱뚱해서 스트레스가 많이 쌓인 것도 사실이다. 우리가 만난 이후 처음으로 내가 그보다 몸무게가 많이 나갔다. 그전까지 우리가 함께한 사진들에서 내가 항상 그보다 키가 조금 작고 몸무게도 몇 킬로그램 덜 나갔었다. 그런데 이제 그 균형이 깨진 것이다. 나는 이 무렵을 '잭 스프랫과 그의 아내Jack Sprat and his wife' (살코기만 먹는 마른 남편과 비계까지 몽땅 먹는 뚱뚱보 아내에 관한 이야기를 담은 동요-옮긴이) 시기라고 부른다. 나는 나만 뚱뚱하고 그는 그렇지 않은 우리의 사진을 보면서 뭔가 아주 잘못됐다고 느꼈다. 나는 속으로 '이건 불공평해! 당신이 그렇게 날씬하니까 옆에 있는 내가 더 뚱뚱해 보이잖아!'라며 징징거렸다.

커플들의 외모와 체구는 다양할 수 있지만 우리 부부는 처음부터 전체적으로 비슷한 축에 속했다. 우리의 데이트는 늘 함께 사냥에 나선 포식자들처럼 제일 좋아하는 정크푸드를 확보하고 게걸스럽게 먹는 것이었다. 그렇게 같이 보내는 시간은 우리가 유대감을 확인하는 방법 중 하나였다. 그런데 그가 나를 영영 떠날지도 모른다는 데까지 생각이 미치자 여러 가지 부정적인 감정이 한꺼번에 몰려왔다. 라이언의 체중이 빠지는 몇 달 동안 나는 고집스러울 정도로 그전과 똑같이 먹었다. 그렇지만 속으론 앞으로 무슨 일이 벌어질지 두려웠다. 그때 나는 무슨 계시라도 떨어지기를 기다렸던 것일까? 그건 잘 모르겠지만, 나에게 새로운 기회의 문이 서서히 열리고 있었다.

라이언이 목표 체중에 거의 가까워지고 있던 2015년 봄, 나는 정식으로 환자들이 제법 많은 외과 의사의 의료기록녹취사로 취직했다. 실시간으로 진료 내용을 전자의료기록 시스템에 입력하는 일이었다. 병원에서 일하기로 마음먹으면서 나는 꼬박꼬박 월급이 들어올 것만 생각했지 그 결정으로 내 생활에 어떤 변화가 생길지까지는 충분히 고려하지 못했다. 취직하고 처음 얼마 동안은 스타크 선생님이 진료를 보실 때 바로 옆에서, 선생님이 환자를 검사하고 진단하는 과정과 어떻게 다양한 환자의 필요에 맞는 최상의 진료를 제공할 수 있는지 배웠다. 선생님이 환자를 진료하는 모습을 조용히 지켜보면서 구체적으로 설명하기는 어렵지만 나의 마음에 변화가 일어났다. 나는 아주 가까이에서 고통과 질병, 건강, 사랑, 신뢰 그 외에

인간에게 닥칠 수 있는 수많은 위기를 목격했고 병원에서의 경험으로 인간에 대한 감사와 믿음이 두터워졌다.

여기까지는 녹취 일이 '매력' 있는 고상한 이유에 관한 이야기였고, 보다 실질적으로는 오랜만에 집에서 나와 직장생활을 하게 되면서 나의 건강과 엄청난 몸무게에 대해 돌아보게 됐다. 오랫동안 뻔히 보이는 내 모습을 애써 무시하며 살다가 여자들이 많은 사무실에서 일하다 보니, 결혼식에 입고 갈 새 드레스나 여름휴가 때 해변에서 입을 수영복 얘기를 일상적으로 듣게 됐다. 매니저로 일하는 에이미와 친해졌는데 그녀는 옛날의 나처럼 굉장히 긍정적이고 사람들에게 용기를 주는 사람이었다. 나의 잠재력에 대한 믿음을 회복하게 해준 에이미에게 나는 영원히 고마워할 것이다. 자신에 대한 믿음이 없었다면 나의 변신은 불가능했을 테니 말이다.

나 자신이 뚱뚱한 녹취사였기 때문에 비만으로 심각한 병을 앓고 있거나 위 우회술(위의 크기를 제한하거나 위에서 소장으로 우회로를 만드는 각종 수술법―옮긴이) 부작용 등으로 고

간헐적 단식을
통해 얻은
믿기지 않는 자유

생하는 환자들에게 특히 공감이 갔다. 물론 위 우회술을 해야겠다는 생각을 해본 적은 없지만, 수술까지 할 정도로 뚱뚱해지는 것만은 막아야겠다고 결심했다. 그런 결정을 한 사람들을 비판하려는 것은 아니다. 다만 나는 가능하면 나의 위장과 소장을 부모님께서 물려주신 그대로 보존하고 싶었다.

게다가 스타크 선생님과 내가 함께 만들어낸 새로운 역할을 병원에 성공적으로 정착시킨 덕에 나의 자신감이 급상승했다. 선생님은 이전에 의료기록녹취사를 고용한 적이 없었기 때문에 내가 취직했을 때는 병원에 정식 훈련 과정도 없는 상태였다. 어쩌면 신의 뜻이었을지도 모르겠다. 나는 가끔 내 인생에서 2015년 봄·여름을 돌아보면 할머니가 하늘에서 나를 위해 손을 쓰신 게 아닌가 하는 생각이 든다. 무슨 조화 때문이었는지는 모르겠지만, 어쨌든 그간 라이언이 최근에 시도했던 몇 가지 체중 감량 계획을 함께하지 못하게 했던 실패에 대한 두려움을 마침내 극복했다. 나는 아주 오랜만에 '새로운 다이어트를 시작하는 월요일 아침'을 맞이하게 됐다. 걱정스럽기도 하면서 설레는 마음이었다.

나는 예전에 탄수화물을 제한해서 살을 뺀 경험도 있고 해서 헬러 박사의 '탄수화물 중독자들의 다이어트'를 내 방식대로 해석한 다이어트를 시작했다. 내 방식은 다음과 같았다. 오전에는 크림을 넣은 커피 몇 잔을 마시고, 점심으로는 탄수화물이 적은 식단, 즉 단백질 함량이 높은 재료를 곁들인 샐러드를 먹고, 저녁은 먹고 싶은 음식을 1시간 내에 먹는다. 나에게 먹고 싶은 음식이란 파스타나 피자, 빵가루를 입혀 튀긴 닭고기를 의미했다. 처음에는 달콤한 음식이 엄청나게 당겼지만 설탕이 들어간 음식을 덜 먹을수록 그 부분은 해결됐다. 샐러드를 더 많이 먹고는 있었지만 채소를 엄청나게 좋아하게 되지는 않았다. 그리고 매일 아이스크림이나 페이스트리 같은 디저트가 '허용'된다는 점이 좋았다. 나는 지금도 간헐적 단식을 바로 시작하는 데 부담을 느끼는 사람들에게 탄수화물 중독자들의 다이어트가 훌륭한 징검다리 역할을 해줄 수 있다고 말한다. 내가 당시 했던 다이어트도 근본적으로 간헐적 단식이었다. 다만 커피에 넣은 크림 때문에 완벽한 단식이 아니었을 뿐이다.

영양소가 풍부한 자연식을 많이 먹지는 않았지만 체중이 꾸준히 감소했다. 다이어트를 시작하기 전보다 먹는 양이 훨씬 적어졌기 때문이다. 2015년 중반부터 2016년 초반까지 9개월에 걸쳐 25킬로그램이 빠졌다. 109킬로그램에서 84킬로그램이 됐다. 마침내 체중이 그토록 소원하던 두 자릿수로 내려온 것이다. 또한 옷 사이즈도 22(7XL 사이즈)에서 14(88사이즈)로 줄어들어 더는 플러스 사이즈가 아닌 섹션에서 쇼핑할 수 있게 됐다. 라이언과 처음 만났을 때보다는 뚱뚱하지만 다시 정상이 된 것 같았다(미국 여성들의 평균 사이즈가 14란 말도 있다).

나는 이제껏 통제가 불가능했던 폭식을 어느 정도 조절할 수 있게 됐고 정말 오랜만에 건강하다고 느꼈다. 내가 아주 아름답다는 생각이 들지는 않았지만 외모에 변화가 생겨서 기분이 좋았다. 특히 아주 오랫동안 몸무게를

90킬로그램 이하로 줄이는 것을 포기하고 있었기 때문에 더 기뻤다. 몸무게를 유지하기 위해 탄수화물 중독자들의 다이어트를 장기적으로 할 생각을 어렴풋하게나마 했던 것 같다. 하지만 나는 다이어트를 그만두고 일상적인 식사로 돌아가려는 것처럼 행동했다.

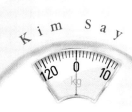

Kim Say

120 0 10
kg

통제가 불가능했던 폭식을
어느 정도 조절할 수 있게 됐다.

라이언

|

서서히 무너지다

킴이 살을 빼기 시작해서 우리 둘 다 날씬해졌고 결혼 생활이 새로운 국면으로 접어들었다. 그렇지만 함께 식사하는 것은 어려웠다. 먹는 스타일이 서로 아주 다르지는 않았지만 비슷한 것도 아니었다. 나는 특히 팔레오 다이어트 규칙을 아주 엄격하게 따랐다. 내가 다이어트를 하는 주된 목적은 내 혈당을 조절하고 전반적인 건강을 개선하는 것이었다. 다이어트는 긍정적인 변화를 가져왔지만, 이를 유지하려면 하루도 빠짐없이 아주 엄격하게 구성된 식단을 따라야 했고 솔직히 좀 지겨웠다.

나는 외식하러 레스토랑에 가거나 저녁 식사 초대를 받

는 걸 좋아하지 않았다. 내가 먹고 싶은 음식이 아무것도 없을까 봐 두려웠기 때문이다. 물론 가끔 특별한 경우는 예외로 했다. 하지만 원칙에서 너무 많이 그리고 자주 벗어나면, 실패했다는 감정과 살이 다시 찔지도 모른다는 염려로 힘들었다. 차라리 집에서 정해진 비슷한 메뉴를 먹는 것이 편해서, 가능하면 집에서 먹는 방식을 고집하게 됐다.

킴의 다이어트 방법에서는 탄수화물을 먹을 수 있었다. 단 저녁에만 먹을 수 있었는데 저녁은 우리 부부가 유일하게 함께하는 한 끼였다. 당시 식단을 짜고 식사를 준비하는 일을 주로 킴이 했는데 아마 나의 다이어트가 그 일을 훨씬 더 복잡하게 만들었을 것이다. 항상 사랑하는 사람의 필요를 잘 살폈던 그녀는 둘 다 만족할 만한 저녁 식사를 만들기 위해 최선을 다했다. 그런데 그녀가 닭고기 요리와 밥을 만들면 나는 밥은 먹지 않고 채소를 더 많이 먹었다. 또 그녀가 미트 소스를 만들면 나는 치즈를 곁들여 먹었고 그녀는 스파게티를 넣어 먹었다. 그리고 그녀가 햄버거를 준비하면 나는 햄버거의 빵은 먹지 않았다.

게다가 나는 당연히 점심도 먹어야 했다. 킴이 저녁 식사를 준비할 때 고단백 음식을 더 많이 만들어놓으면 내가 다음 날 도시락으로 싸 갈 수 있었다. 그녀는 매일 저녁 디저트도 먹었다. 나는 설탕이 들어간 음식은 거의 입에 대지 않았기 때문에 우리가 식사를 마치고 그녀가 디저트를 먹고 있을 때 나는 설거지를 시작했다. 이런 차이점들은 언뜻 보면 사소한 문제 같을지도 모르지만 함께 장을 보러 가거나 식단을 짜는 것, 가끔은 먹는 것 자체까지 따분한 일처럼 느끼게 했다. 먹는 것은 즐거운 일이어야 하는데 말이다.

음식에 관해서는 끊임없이 협상을 해야 했지만, 우리 결혼 생활은 그 외 여러 가지 면에서는 많이 나아졌다. 우리는 자신에게 더 만족스러웠고 그래서 함께 있을 때도 더 행복했다. 우리 둘 다 아주 오랜만에 건강해지고 살도 많이 빠져서 함께 더 의미 있고 활동적으로 보낼 수 있었다. 또한 새로운 취미도 시도해보고 새로운 사람들도 만나기 시작했다.

아이들은 자라서 더 독립적으로 됐고 우리는 아이를 갖지 않기로 한 우리의 선택이 옳았다고 확신했다. 나는 학교에서 자리를 잡았고 영어 교과부장으로 승진도 했다. 킴도 새롭게 시작한 병원 일을 좋아했고, 의료기록녹취사로서 일하면서 그녀가 그토록 원했던 것, 즉 자신이 세상에 의미 있고 꼭 필요한 일을 하고 있다는 만족감도 느낄 수 있었다.

아이러니하지만, 킴과 나는 점점 더 행복해지면서 다이어트 식단을 정확하게 지키려는 의지가 점점 약해지기 시작했다. 각자 먹는 음식을 통제하는 것보다 둘이 함께 있고 인생을 즐기는 것이 더 중요했던 신혼 때와 섬뜩할 정도로 비슷했다. 요요로 55킬로그램이 다시 찐 경험이 있었는데도 나는 또다시 이번에는 뭔가 다를 거라고, 내가 아무렇게나 먹어도 별 탈이 없을 거라고 믿었다.

'식단 밖'의 음식을 먹는 일이 점점 많아졌지만 다음 날 다시 식단대로 먹으면 될 거라고 생각하곤 했다. 처음에는 생일이나 휴일 같은 날만 가끔 마음대로 먹다가 점점 아무 때나 자주 멋대로 먹는 경우가 많아졌다. 킴도 나처럼 점점 통제력을 잃어갔다. 그녀의 다이어트는 매일 저녁 탄수화물을 먹는 것이었는데 먹는 양이 점점 늘어났고 영양도 갈수록 불균형해졌다. 특히 디저트가 문제였다.

또한 우리는 예전처럼 건강하지 않은 선택을 한 서로를 묵인해주기 시작하면서, 인식하지 못한 사이에 서로의 나쁜 습관을 조장하고 있었다. 둘 다 다시 살이 붙기 시작했다. 우리의 요요를 부추긴 또 다른 요인은 일요일마다 예배를 마치고 먹는 브런치였다. 우리는 브런치에 관한 모든 것을 사랑했다. 우리는 브런치를 먹으며 느긋하게 서로의 관심사를 공유하고, 방금 전에 들었던 설교에 대해 얘기하고, 다음 주 계획을 세웠다. 물론 제일 중요한 것은 음식이었다. 킴에게 팬케이크나 와플 같은 탄수화물 음식은 슈퍼맨에게 크립토나이트와 다름없어서 그녀는 항상 그 앞에서 허물어졌다. 베이컨과 달걀만 먹으려던 나의

간헐적 단식을
통해 얻은
믿기지 않는 자유

굳은 의지도 그녀와 함께 같은 음식을 즐기고 싶다는 마음에 자리를 내주었다.

2017년 6월, 우리의 늘어난 몸무게는 합쳐서 18킬로그램이었다. 둘 다 자신에게 크게 실망했고, 무서운 속도로 늘어나는 체중을 줄이기 위해 필사적이었다. 우리는 의지력을 있는 대로 끌어모아 우리를 성공으로 이끌었던 다이어트로 돌아가 규칙을 잘 따르기만 하면 될 것이라고 생각했다. 왜 그런 규칙들이 그렇게 따르기 어려웠는지는 고민하지 않았다.

에마의 고등학교 졸업식이 다가오자 우리는 졸업식에 입고 갈 만한 잘 맞는 옷이 있을지 몰라 마음이 뒤숭숭했고, 다 같이 사진을 찍을 수밖에 없어서 두려웠다. 우리는 에마가 너무나 자랑스러웠고 졸업식은 정말 특별한 순간이었지만, 그날 찍은 사진을 보면 우리의 심기가 편치 않았음이 확실히 드러난다. 우리의 웃음 뒤에는 관심의 대상이 되는 것에 대한 불편함이 있었다. 그날의 주인공은 에마였는데도 말이다.

Ryan Smith

사진을 보면 겨우 몇 달 전만 해도 잘 맞았던 옷을 간신히 꺼입고 몸을 움직이기가 얼마나 거북했는지 알 수 있다. 우리는 그때 정말 효과적인 다이어트는 끊임없이 자신의 의지력을 테스트하는 것이 아니라 편하게 지속 가능한 것이어야 한다는 것을 몰랐다. 우리는 아마 그때 그런 방법이 세상에 존재한다고 누가 말해도 믿지 않았을 것이다. 하지만 우리의 인생을 완전히 새로운 방향으로 안내할 다이어트를 곧 경험하게 됐다.

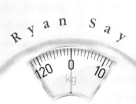

효과적인 다이어트는 끊임없이
자신의 의지력을 테스트하는 것이 아니라
편하게 지속 가능한 것이어야 한다.

단것을 향한 욕망

수많은 심리학책에는 우리가 하는 거짓말과 우리가 자신을 속이는 방법에 관한 설명이 담겨 있다. 어떻게 생각이라는 것이 마법처럼 인간의 뇌를 장악하게 되는지 들여다보면 참으로 놀랍다. 2016년 여름, 왜 그랬는지는 모르겠지만 나는 이제 살은 그만 빼고 먹고 싶은 음식을 '적당한 선까지'(그게 정확히 무슨 의미인지는 모르겠지만) 먹겠다고 결정했다. 나는 점점 더 많은 시간을 자연에서 보내면서 인생에서 가장 영혼이 안정되고 차분해지는 경험을 했다. 나는 나의 에너지를 어떤 음식을 얼마나 먹느냐를 생각하는 데 낭비하지 않고 인생에서 더 의미 있는 곳에 쓰고 싶었다. 나는 음식은 작고 미미한 문제이고, 다이어트에 전전긍긍하는 것은 할머니가 나에게 바라셨던 것, 즉 내가 인생을 즐기는 데 방해가 된다고 되뇌었다. 그러자 마음의 안정과 만족감을 느낄 수 있었다. 나에게 낯선 감정이었다. 생전 처음으로, 고난과 역경으로 요약할 수 있는 나의 오래된 정체성에서 벗어날 기미가 희미하게나마 보였다. 하지만 분투는 그 후로도 한참 더 진행됐다.

문제는 해야 한다고 생각하는 다이어트를 미룰수록 다이어트가 권장하는 음식과는 거리가 먼 음식을 점점 더 많이 먹게 됐다는 것이다. 탄수화물 중독자들의 다이어트는 따로 칼로리를 계산하지 않는 방법이라서 내가 매일 먹었던 음식의 칼로리가 증가했는지는 잘 모르겠다. 하지만 분명한 것은 내가 훨씬 더 자유롭게 먹었다는 것이다. 그때 다른 사람들이 내가 다시 음식을 조절하지 못하게 됐다는 걸 눈치챘을까? 나는 이제 다른 사람들은 자기 살기도 바빠서 친구나 동료가 몇 킬로그램쯤 쪘다고 해서 특별히 신경 쓰지 않는다는 것을 안다. 설사 알아보는 사람들이 있다 해도 너무 예의 바른 나머지 내가 공들였던 탑을 스스로 완전히 무너뜨리고 있다는 걸 알고 있느냐고 대놓고 물어보진 않을 것이다.

이때쯤 스타크 선생님은 병원을 작은 지역 병원에 넘겼다. 나를 포함해 직원들은 짐을 싸서 도심 반대편 병원 사무실로 이사했다. 그 병원에는 다양한 메뉴를 갖춘 카페테리아가 있었다! 그날부터 나는 점심으로 유리병에 비네그레트 드레싱(식초와 오일, 소금, 후추 등이 들어간 드레싱-옮긴이)을 넣은 시금치와 파프리카 샐러드를 가지고 다니지 않게 됐고, 거부하기 어려운 유혹에 완전히 노출되고 말았다. 곧 나는 병원 근무일에 아무런 거리낌 없이 피자부터 샌드위치, 머핀에 쿠키까지 먹게 됐다.

라이언과 나는 교회에 다니기 시작하면서 예배가 끝나면 브런치를 양껏 먹기 시작했다. 탄수화물 음식을 마구 먹으면서 죄책감과 묘한 기쁨을 동시에 느끼는 것은 우리에게 이미 익숙한 일이었다. 다이어트가 완전히 틀어졌다는 가장 큰 신호는 다시 습관적으로 저녁 늦게 와플이나

간헐적 단식을
통해 얻은
믿기지 않는 자유

구운 파이를 먹기 시작했다는 것이었다. 학기 중에는 라이언이 나보다 훨씬 일찍 잠자리에 들었다. 예전에 나는 그가 자러 들어가면 달콤한 간식을 먹는 습관이 있었다. 그런데 또다시 매일 밤, 접시가 흥건해질 정도의 버터를 냉동 와플 위에 얹고 메이플 시럽과 초콜릿 시럽을 듬뿍 뿌려서 한 번에 몇 접시씩 먹게 됐다.

맘껏 먹고 즐기면서 그것이 어떤 결과를 가져올지는 애써 외면했다. 내 직장생활도 만족스러웠고 라이언도 학교생활이나 건강관리 모두 잘하고 있는 듯 보였다. 그래서 나는 그가 먹는 탄수화물 양이 늘어나고 있다는 사실과 그것이 혈당에 미칠 영향에 관해 크게 걱정하지 않았다. 당시를 되돌아보면 조금씩 몸무게가 불어나는 것 말고도 컨디션이 전반적으로 썩 좋지 않았던 것 같다. 나의 몸은 금세 온종일 단것이 당기는 상태로 되돌아갔다. 이번에도 '정상적으로 먹는' 사람이 되는 데 실패한 나 자신이 실망스러웠다. 그때 내 인스타그램은 커다란 쿠키를 손에 들고 '이런! 또 실수를 했네 Opps, I did it again' (브리

트니 스피어스의 노래 제목-옮긴이)라는 식의 제목을 단 사진들과 당시 내 상황이 대단한 문제가 아니라는 농담조의 글로 가득했다.

2017년 봄, 또 한 번의 걱정스러우면서 중대한 사건이 기다리고 있었다. 에마의 고등학교 졸업식이 다가온 것이다. 물론 빈 둥지 증후군도 걱정됐지만, 그보다는 당장 가족사진을 찍을 텐데 무슨 옷을 입고 가나 하는 것이 더 큰 걱정이었다. 잠시 나의 '뚱뚱한 엄마 연대기'의 단골 소재였던 졸업식에 관해 정리하고 넘어가야겠다. 우리 아이들은 동네에 있는 K-8 학교에 다녀서 8학년 졸업식은 큰 축하 행사였다. 나는 두 아이의 8학년 졸업식과 애덤의 고등학교 졸업식, 그리고 애덤의 커뮤니티 칼리지 졸업식까지 네 번이나 졸업식에 입고 갈 만한 적당한 옷을 마련해야 했다. 졸업식은 각각 2010년, 2013년, 2014년 그리고 2016년에 있었다. 매번 나의 몸무게는 그전 졸업식 때보다 늘어 있었다.

2016년을 제외한 졸업식에서 나는 플러스 사이즈 바지와 상의를 입었다. 드레스는 내가 살을 다 빼고 나면 입을 거라고 생각했다. 나의 마음 한구석에는 불필요한 살들이 언젠가는 다 없어지리라는 믿음이 있었다. 비록 아무런 구체적인 계획도 없었지만 말이다. 애덤의 칼리지 졸업식은 내가 탄수화물 중독자들의 다이어트로 23킬로그램이나 살을 뺀 지 얼마 안 되는 2016년에 있었기에 나는 드레스를 입고 갔다. 사이즈가 아마 14(3XL사이즈)였던 것 같다. 드레스가 아주 마음에 들지는 않았지만 드레스를 입을 수 있다는 것 자체만으로도 뿌듯했다. 나는 1년쯤 뒤에 있을 다음 졸업식에 12사이즈의 드레스를 입고 갈 나의 모습을 상상했다.

하지만 안타깝게도 에마의 졸업식이 성큼 다가왔을 때, 나는 꿈에 그리던 멋진 드레스를 쇼핑하는 건 고사하고 다시 늘어나기 시작한 몸무게와 씨름하고 있었다. 오랫동안 입고 싶었던 12사이즈 드레스 대신 다시 16사이즈 옷 중에서 골라야 했다. 졸업식 몇 주 전에 에마와 나는 봄옷 쇼핑 여행을 떠났다. 해마다 그맘때 메인에서 자동차로

2시간 거리에 있는 포틀랜드에서 호텔에 짐을 풀어놓고 쇼핑을 하는 것은 우리 모녀가 손꼽아 기다리는 연례행사였다. 에마도 크면서 커피나 페이스트리를 나만큼이나 좋아하게 돼서 맛있는 카페를 찾아다니기도 했다. 우리는 함께 음악도 듣고, 맛있는 것도 먹고, 쇼핑도 하면서 정말 즐거운 시간을 보냈다.

2017년 여행에서 우리가 초점을 맞춘 아이템은 졸업식이 다가오고 있었기 때문에 당연히 드레스였다. 그때 나는 둘이 같이 들어갈 수 있는 커다란 탈의실에 날씬한 에마와 함께 옷을 잔뜩 들고 들어갔다. 에마가 입은 옷들은 모두 너무나 예뻤다. 하지만 내가 입은 옷들은 모두 잘 맞지 않았다. 옷들은 불편했고 어딘지 촌스러워 보였다. 결국 나는 14사이즈 드레스를 골랐다. 나는 '뭐, 3년 전에는 22W를 입었는데 이 정도면 많이 발전했지!' 라며 자신을 달랬다. 그래도 어느 정도 체중 감량에 성공한 편인데 더 감사하고 행복해하지 못하는 나를 나무랐다.

하지만 지금 돌아보면 나는 그때 심리적으로 안정되지

간헐적 단식을
통해 얻은
믿기지 않는 자유

않았던 것 같다. 사실 나는 빠진 살이 다시 다 돌아올까 봐 무서웠다. 그리고 드레스를 산 후 졸업식이 있을 때까지의 몇 주 사이에 몸무게가 점점 늘어나 드레스를 못 입게 될까 봐 걱정이 이만저만이 아니었다. 나는 후퇴하고 있는 것 같았고 새로운 다이어트가 절실하게 필요하다고 느꼈다. 이런 절망감은 행복해야 할 시기에 우울한 그림자를 드리웠다.

나는 몇 주 동안 탄수화물 섭취를 혼자 힘으로 조절해 보려고 노력했지만 계속 마음처럼 되지 않았다. 라이언은 내가 달콤한 음식의 늪에서 허우적거리는 걸 보고 평소보다 나를 더 많이 챙겨주었다. 그는 내게 "어떻게 하면 살이 빠지는지 알잖아. 원래 당신이 하던 대로 하기만 하면 돼"라고 말했다. 그의 말이 이해도 되고 어느 정도 수긍도 갔지만, 나는 도저히 그렇게 할 수가 없었다. 곧 우리 집이 빈 둥지가 될 거라는 스트레스가 너무 심했기 때문이었을까? 내가 아는 거라곤 탄수화물이 엄청나게 당기고 매일매일 그 유혹 앞에서 정신을 차릴 수가 없었다는 것이다.

나는 날마다 점심에는 파니니를 먹기 위한 새로운 변명 거리를(아, 오늘은 페스토 마요네즈를 얹었네, 저 파니니는 아주 가끔 만드는 건데), 오후에는 한 잔의 커피와 함께 커다란 쿠키를 먹기 위한 참신한 변명거리를(오늘 하루는 너무 힘들었으니 빨리 탄수화물이 많이 든 음식을 먹어서 에너지를 보충해줘야 할 것 같아) 찾아낼 수 있었다. 터키 샌드위치 하나가 내 삶을 좌지우지하는 마당에 내가 자신을 통제할 수 있다고 생각하기란 너무나 어려웠다. 살이 빠졌을 때 새로 산 모든 옷이 점점 조이고 불편해졌다. 그 바지들이 아직 맞기는 했지만, 실제로 입고 일할 생각을 하면 온종일 불편할 것 같아 출근할 때는 더 옛날에 산 옷을 골라 입고 나가기 시작했다.

2017년 5월에 동료들과 같이 찍은 사진이 있다. 팀빌딩 이벤트가 있던 날 분장하고 찍은 사진이다. 우리는 모두 영화 〈그리스〉(고등학생들의 사랑과 우정을 그린 로큰롤 뮤지컬 영화—옮긴이) 배우들처럼 옷을 쫙 빼입고 있었다. 나는 바지 안에 보정속옷을 입었는데 사진을 보니 속옷이 끝나는 쪽의 살이 푹 파이고 그 바깥쪽으로 지방이 불룩하게 튀어나와 있었다. 나는 수치스러웠고 그 옷을 입기가 두렵기까지 했다. 그래도 최소한 이제 나는 신경이란 걸 썼다. 하지만 안타깝게도 내 인생의 주도권을 찾으려는 시도는 뒤죽박죽이었다.

한번은 캔에 든 다이어트용 셰이크를 먹어보려고 했다. 칼로리는 거의 없고 단맛은 설탕의 200배 이상이라는 스테비아stevia가 든 음료였는데 뒷맛이 너무 싫어서 박스째 쓰레기통에 버리고 말았다. 식사 대용으로 스무디를 만들어 먹으려고 블렌더 보틀blender bottle(안에 블렌드볼이 들어 있어 파우더가 물에 잘 섞이도록 만든 음료수통—옮긴이)과 단백질 파우더를 사본 적도 있다. 피트니스 클럽에 가입할까도 생각해봤다. 내가 성공적으로 살을 뺐던 과거의 경우를 봤을 때 운동이 딱히 도움이 되지는 않았지만 말이다. 나는 나의 생활과 건강을 통제할 방법을 알게 해달라고 신에게 기도했다. 온종일 나를 지배하는 단것을 먹고 싶다는 열망보다 내가 더 강한 사람이라는 것을 느낄 수 있도록 무언가 방법을 알려달라고…. 이 세상 어딘가에는 내가 음식으로부터 자유로워질 수 있는 방법이 반드시 존재해야만 했다.

간헐적 단식을
통해 얻은
믿기지 않는 자유

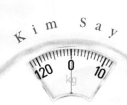

Kim Say

120 0 10
kg

나는 온종일 나를 지배하는
단것을 먹고 싶다는 열망을 이겨낼
방법을 알고 싶었다.

IF:
Intermittent
Fasting

무엇을
먹느냐보다
언제 먹느냐가
더 중요하다

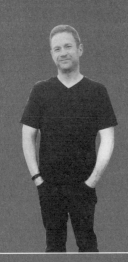

Ryan Smith

음식을 기준으로 하루를 계획하고 감정을 조절했던 나는
공복감과 감정적인 식탐을 제대로 구분할 수 있게 되었습니다.

#4

나는 먹고 싶은 음식을 '미룬다'는 발상에 매료됐습니다.
좋아하는 음식을 먹으면서도 다이어트 규칙을 지킬 수 있다니
자유로워진 느낌이 들었지요.

Kim Smith

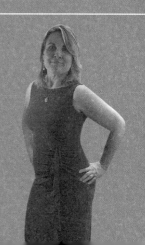

라이언

|

단식이라는 새로운 방법

처음에 간헐적 단식에 대한 얘기를 들은 것은 저탄수화물 다이어트로 체중을 감량하기 여러 해 전이다. 체중이 가장 많이 나가던 시절, 나는 끊임없이 새롭게 유행하는 다이어트에 관한 책을 읽었다. 대부분의 다이어트를 하루나 이틀 동안 직접 해보기도 했다. 체중 문제로 고민하는 모든 사람과 마찬가지로 나는 제대로 된 책이나 웹사이트 또는 블로그를 찾기만 한다면 내 문제가 전부 풀릴 거라 확신했다.

그렇게 평상시처럼 구글 검색을 하다 버트 헤링Bert Herring 박사의 《5시간 동안만 먹어라The Fast 5 Diet》라는 책을 발견

간헐적 단식을
통해 얻은
믿기지 않는 자유

했다. 나는 자신의 정보가 사람들에게 도움이 되길 바라는 마음에서 책을 무료로 제공하는 헤링 박사의 열정에 감명받았다. 앉은자리에서 그 책을 다 읽었지만 굉장히 혼란스러웠다. 그러면서도 대뇌 변연계(후각, 감정, 동기부여, 행동 등 다양한 자율신경 기능에 관여하는 부위—옮긴이)에 의한 배고픔과 체신경계(말초신경의 일부. 주로 감각과 운동신경으로 구성됨—옮긴이)가 느끼는 배고픔을 비교한 그의 설명에 공감이 갔다. 나는 파충류 뇌(생존과 생식에 관여하는 가장 원시적인 뇌—옮긴이) 때문에 사람들이 정말 원하거나 꼭 필요하지 않은 음식인데도 먹고 싶은 욕구가 발생할 수 있다는 개념을 익히 알고 있었다. 그는 하루에 먹어야 할 모든 음식을 5시간 안에만 먹으면 된다고 주장했다.

그의 해결책이 너무나 간단해서 의심스럽기까지 했지만, 그것이 약속하는 바는 맘에 들었다. 너무 간단한 이 방법이 끌리면서도 다른 한편으로는 너무 모호해서 절망스러웠다. 왜냐하면 책에는 먹어도 되는 음식과 먹어서는 안 되는 음식 리스트가 나와 있지 않았다. 먹어야 할 메뉴가 정해지지 않았는데 무엇을 먹어야 할지 어떻게 알 수 있다는 말인가? 그때까지의 내 상식으로는 간헐적 단식이 너무 극단적인 것 같았다. 주류 다이어트에서 너무 멀리 떨어진, 이상적이긴 하지만 실현하기는 어려운 방법이라고 느껴졌다.

대부분 사람처럼, 나도 아침 식사가 하루 중 제일 중요한 식사라고 믿으면서 자랐다. 아침 식사breakfast라는 단어가 '단식을 깨다break-the-fast'라는 뜻에서 유래했다는 생각은 한 번도 해보지 않았다. 아침 식사라는 것은 아침에 일어난 지 얼마 안 됐을 때 뭔가 먹는 것이고, 그렇게 하지 않으면 몸이 기아 모드로 돌입해 몸의 근육을 연료로 사용하므로 잘못하면 죽을 수도 있다는 것이 모두가 '다 아는' 사실이었다.

게다가 나는 토요일 아침마다 TV의 만화영화를 보면서 자란 세대여서 최고의 아침 식사란 모름지기 화려한 색깔과 멋진 모양의 마시멜로가 들어가야 한다고 생각하고 있었다. 내가 채식으로 살을 뺐을 때도 신진대사를 촉진하는 데에는 전형적인 아침 식사가 중요한 역할을 한다고 생각했다. 만약 아침을 먹지 않으면 오전 중에 에너지가 소진돼 갑자기 태엽이 다 풀린 장난감처럼 아무것도 못 하게 될 거라고 믿었다. 같은 이유로 팔레오 스타일의 다이어트를 할 때도 나는 아침 일찍 식사를 하는 것이 중요하다는 생각이 머릿속 깊이 박혀 있었다. 아침 식사의 내용은 시간이 지나면서 많이 변했지만, 일어나서 1시간 안에 음식을 먹어야 한다는 원칙은 한 번도 흔들려본 적이 없었다. 그런데 헤링 박사의 책은 아침을 거르는 것이 가능할 뿐 아니라 원하면 점심도 건너뛸 수 있고, 그렇게 하면 더 건강해질 거라고 제안하고 있었다. 이런 개념은 나에게 너무 과격하게 느껴졌지만 그래도 한번 시도해보기로 마음먹었다.

나의 도전은 하루를 넘기지 못했다. 정말이다. 일단 단식이 끝나는 오후 2시까지는 잘 참았지만, 한번 음식을 먹기 시작하자 잠자기 직전까지 도저히 멈출 수가 없었다. 몇 년 동안 먹는 것을 제한하는 다양한 다이어트를 해온 나로서는 원하는 대로 먹는다는 개념을 어떻게 받아들여야 할지 당황스러웠다. 그리고 간헐적 단식을 시작하는 초기에는 먹지 못하는 시간을 보상받기 위해서 과식할 수도 있다는 헤링 박사의 세심한 조언에도 귀를 기울이지 않았다. 당시 나는 분명하고 엄격한 규칙을 원했다. 계획에 조금이라도 차질이 생기면 실패했다고 느끼고, 습관적으로 계획 전체를 포기해버리곤 했다. 나는 그것을 '포도알 하나를 더 먹어서' 생기는 현상이라고 불렀다. 즉 내가 만약 다이어트를 완벽하게 따르지 못할 경우 그 다이어트는 바로 폐기하고, 그 대신 내일 더 새롭고 좋은 다이어트를 하면 된다고 생각했다.

나에게 '더 좋은 다이어트'란 55킬로그램이나 뺄 수 있었던 저탄수화물 · 고지방 다이어트를 의미했다. 아이러니하지만 간헐적 단식은 저탄수화물 · 고지방 다이어트 커뮤니티에서도 화제가 되고 있었다. 내가 팔로우하는 팔레오 다이어트 전문가들과 유튜브 블로거들도 간헐적 단식이 체중을 줄이고 건강을 증진하는 좋은 도구가 될 수 있다고 말했다. 이 두 가지 개념은 상호 보완적인 것이었다. 팔레오는 인간이 자연에서 온 음식을 가공하지 않은 상태로 먹으면서 진화해왔다는 전제하에 성립한 이론으로 미국인이 평균적으로 먹는 식단(붉은 살코기, 가공육, 가공식품, 버터, 튀긴 음식, 고지방 유제품, 달걀, 정제된 곡물, 감자, 옥수수, 액상과당, 탄산음료 등이 대표적이다—옮긴이)에 비해 훨씬 더 융통성 있게 적용할 수 있다고 주장했다.

시리얼 제품이나 냉장고가 없었던 원시인들은 하루 중 많은 시간을 사냥과 채집에 쓸 수밖에 없었다. 하루가 저물어갈 무렵 마침내 딸기밭을 찾았을 때 또는 털북숭이 매머드를 잡았을 때에야 칼로리를 한꺼번에 섭취할 수 있었다. 간헐적 단식은 이런 생활 방식을 현대 사회에서 재현하려는 시도다. 나는 팔레오 식단을 더 많이 파고들수록 간헐적 단식에도 관심이 갔다. 하지만 내가 하고 있는 팔레오 다이어트의 효과가 괜찮아 보였기 때문에 간헐적 단식을 시도하고 싶다는 생각은 들지 않았다.

2017년 여름, 킴과 나의 몸무게는 계속 늘고 있었다.

Ryan Smith

우리 둘 다 살이 더 찌기 전에 각자에게 효과적이었던 다이어트를 다시 열심히 해보려고 필사적이었지만 식단을 따르기가 이전보다 훨씬 더 어렵게 느껴졌다. 킴은 더 좋은 방법을 찾기 시작했다. 그런데 뜻밖에 그녀도 간헐적 단식에 관심을 보였다.

간헐적 단식은 킴이 23킬로그램을 뺄 수 있었던 탄수화물 중독자들의 다이어트와 중요한 공통점이 있었다. 그녀는 이미 낮에는 저탄수화물 식단을 먹고 있었고, 저녁으로 탄수화물이 포함된 식사를 1시간이라는 제한된 시간 안에 하고 있었다. 간헐적 단식을 바로 시작해도 무리가 없을 것 같았다. 핀터레스트(이미지나 사진을 공유, 검색, 스크랩하는 이미지 중심의 소셜 네트워크 서비스-옮긴이)에서 여성을 위한 간헐적 단식을 검색하다가 진 스티븐스의 《참지 말고 미뤄라》라는 책의 표지 그림을 보게 됐다. 제목만으로도 킴이 아마존에서 그 책을 주문하기에 충분했다.

킴에게 진의 책은 하늘의 계시와도 같았다. 물론 처음

에는 헤링 박사의 책에서 영감을 받았지만, 진의 책은 간헐적 단식을 더 친근하게 설명해주었다. 그녀도 온갖 다이어트를 시도해봤고 별의별 제품과 책을 사봤지만 먹는 시간을 제한하기 시작하면서 살을 빼기가 쉽고, 지속 가능해졌다고 했다. 진이 강조하는 점은 지방을 빼는 데 큰 영향을 주는 것은 구체적으로 무엇을 먹느냐보다는 언제 먹느냐라는 것이었다. 그녀는 아주 다양한 음식을 먹었고 특별히 제한하는 식품군이 없었다.

킴이 팔레오 다이어트에 반감을 가진 이유는 대부분의 탄수화물을 금하기 때문이었다. 하지만 모든 음식을 먹을 수 있다는 진의 이야기는 킴에게 큰 반향을 불러일으켰다. 나는 몇 년 동안 간헐적 단식에 관해 읽어보긴 했지만 진의 접근 방식을 받아들이기 어려웠다. 탄수화물을 먹기가 두려웠는데, 특히 빵이나 파스타, 감자처럼 맛있는 탄수화물 음식은 더 두려웠다. 나는 체중이 더 늘어나는 걸 원하지 않았고 혈당 수치는 더더욱 걱정됐다.

여러 가지 불안감이 있었지만 좀더 보통 사람들처럼 먹

을 수 있다는 간헐적 단식의 주장은 무척 매력적으로 들렸다. 잘될 거란 자신은 없었지만 결혼 이후 처음으로 킴과 내가 정말로 같은 음식을 나눠 먹을 수 있고 서로의 건강에 관한 계획을 온전히 지지할 수 있을 거라고 생각하니 자못 설레었다. 킴이 먼저 본격적으로 간헐적 단식에 돌입했고 나도 곧바로 뛰어들었다.

간헐적 단식을
통해 얻은
믿기지 않는 자유

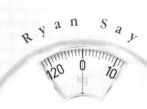

보통 사람들처럼 먹을 수 있는
간헐적 단식은 무척 매력적이었다.

나는 아름답고, 자유롭다

라이언은 진의 책을 찾은 것이 나에게 하늘의 계시와도 같았다고 말했는데, 참 예리한 분석이다. 그녀의 책을 발견한 순간은 내게 신체적·정신적·감정적으로 큰 변화를 가져온 인생의 전환점으로 영원히 기억될 것이다.

에마의 졸업식을 앞둔 어느 날 저녁, 먹는 것을 통제할 수 없어 괴로워하던 나는 핀터레스트에서 여성의 체중 감량에 대한 정보를 찾아보기 시작했다. 그런데 나의 미래를 바꿀 두 단어가 눈에 들어왔다. 바로 '간헐적 단식'이었다. 라이언이 몇 년 전에 헤링 박사의 《5시간 동안만 먹어라》라는 책을 읽고 얘기해주어서 대략 무슨 개념인지는

간헐적 단식을
통해 얻은
믿기지 않는 자유

알고 있었다. 검색을 더 해보니 먹는 시간을 어떻게 정해야 하는지와 간헐적 단식의 장점을 나열한 인포그래픽 infographic(이미지, 차트, 최소한의 텍스트 등을 사용해 전반적인 정보를 쉽게 이해할 수 있도록 시각화한 것—옮긴이)이 주로 나왔다. 그중에서 어떤 책 표지를 발견했는데 처음 보는 제목이었다. 알고 보니 출간된 지 6개월도 채 안 된 책이었다.

저자는 진 스티븐스였고 제목은 《참지 말고 미뤄라》였다. 빈 접시와 호화스러운 음식 사진을 대칭이 되게 보여주는 표지에 마음이 끌렸다. 나는 먹고 싶은 음식을 '미룬다'는 발상에 매료됐다. 내가 탄수화물 중독자들의 다이어트를 좋아하는 이유도 바로 그런 부분 때문이었다. 뭐라고 설명할 수는 없지만 나에게 방금 무척 중요한 일이 발생했다는 느낌이었다. 핀터레스트를 검색만 하다가 갑자기 《참지 말고 미뤄라》라는 제목을 구글 검색창에 입력해야겠다는 생각이 들었다. 지금 생각해도 그야말로 운명적인 순간이었다.

그녀의 책에 대한 자료를 읽으면 읽을수록 그녀가 제안

하는 간헐적 단식 방법이 내가 특히 힘들어하는 부분에 효과적일 것 같았다. 나는 당장 아마존닷컴에서 책을 주문했다. 그리고 곧바로 책과 연계된 진의 서포트 그룹에 가입했다. 그때가 2017년 5월이었는데 회원이 4,000명 정도였다. 이 책을 쓰는 지금 회원 수는 5만 명 이상으로 늘어났다. 나는 페이스북에 올라온 모든 포스트를 부지런히 읽으며 이미 간헐적 단식을 하고 있는 사람들에게 배울 수 있는 것을 열심히 배워나갔다. 내가 하루에 몇 잔씩 마시던 크림커피는 진이 책에서 설명하는 '완벽한 단식'을 깨뜨린다는 사실이 금방 명확해졌다. 간헐적 단식에서 성공할 가능성을 조금이라도 높이려면 크림커피를 블랙커피로 바꿔야 했다. 나는 바로 다음 날 아침부터 그렇게 하기로 마음먹었다.

크림을 조금씩 줄이는 게 아니라 곧바로 아주 뜨거운 블랙커피를 잔에 따라서 마신다는 것이 내가 세운 계획의 전부였다. 나는 겁이 났다. 지금 생각하면 전 세계의 사람들이 일상적으로 마시는 단순한 음료수 한 잔을 가지고 그렇게 무서워했다니 웃음이 나오지만, 그때는 좋아하지 않는 음식을 먹는다는 불쾌함을 참거나 먹고 싶다는 유혹을 뿌리치거나 배고픔을 견디는 일들은 모두 나의 능력 밖이었다. 이런 기술들은 내가 단식을 하기 시작하면서 곧 배우게 됐지만 그때는 모든 것이 처음이라 두려움이 컸다.

나는 잔에 커피를 따르고 그것이 마치 뜨거운 휘발유라도 되는 것처럼 한참을 바라봤다. 잔을 들고 냄새를 맡아보고는 다시 자리에 놓았다가, 다시 입에 가져다 대보고 한 모금 마셔봤다. 몸이 부르르 떨렸다. 끔찍한 맛이었다. 나는 서른 살 때 커피를 처음 마시기 시작했다. 크림과 설탕을 듬뿍 넣어 마시다가 탄수화물 중독자들의 다이어트를 시작할 즈음부터 설탕은 뺐다. 하지만 그때까지 내 인생에 블랙커피란 단 한 잔도 없었고 그 맛은 내가 예상한 대로 별로였다.

나는 겨우겨우 커피 한 잔을 비웠다. 다 마실 때쯤 커피는 미지근하게 식어 있었다. 그래도 다음 날 나는 또 블랙커피를 마셨다. 곧 6월이 왔고 블랙커피에 얼음을 넣어서 마시기 시작했다. 아주 차가운 블랙커피를 빨대로 마시니 너무 강하던 맛이 좀 부드럽게 느껴져 인상을 쓰지 않고 마실 수 있었다. 그래서 아침마다 출근할 때 빨대를 꽂을 수 있는 커다란 유리병에 커피를 가득 담아 가지고 다니기 시작했다.

커피를 블랙으로 바꾸면서 점심은 샐러드, 저녁은 마음대로 먹기로 했던 계획도 간식을 늦은 오후에 먹고 저녁은 마음대로 먹는 것으로 바꿨다. 1년 정도 그저 그런 카페테리아의 샐러드를 먹거나 샌드위치를 먹는 데 '실패'를 경험했던 나는 점심을 아예 먹지 않게 되니 오히려 마음이 편했다. 배가 고프지 않았냐고? 배는 좀 고팠던 것 같다. 하지만 이미 나는 식사 대부분을 저녁에 하는 것에 익숙해져 있었다. 초점은 늦은 오후에 어떤 간식으로 단식을 깨느냐 하는 것으로 옮겨졌고, 처음 몇 주 동안 이 부분에 꽤 많은 진전이 있었다.

처음 간헐적 단식을 시작할 무렵, 나는 아침에 마시지

간헐적 단식을
통해 얻은
믿기지 않는 자유

않고 기다렸던 크림커피와 머핀이나 쿠키처럼 달콤한 디저트로 매일 오후에 단식을 깼다. 간헐적 단식을 시작한 지 얼마 안 됐을 때 파티에 가져가려고 바나나 초코칩 쿠키를 구운 적이 있었는데, 그중 두 개를 남겨놨다가 다음 날 땅콩버터를 두껍게 발라 단식을 깨는 오후 간식으로 먹었다. 원래 좋아하는 음식을 먹으면서도 다이어트 규칙을 지킬 수 있다니 한결 자유로워진 느낌이었다.

"이런 방법이 당신한테 효과가 있다는 것을 언제 깨달았죠?" 같은 질문을 받으면 "바로 알았어요"라고밖에 할 말이 없다. 간헐적 단식을 시작하고 금방 에너지가 넘친다는 것을 느꼈다. 오전에 크림커피를 마셨을 때보다 훨씬 활기차고 머리가 맑았다. 진이 책에서 설명하는 완벽한 단식이 정말 중요하다는 것을 말해주는 첫 번째 징후였다. 나는 이제 크림을 듬뿍 탄 커피로 인슐린 분비를 촉진하지 않으면 지방이 보다 빨리 연소되는 상태에 들어갈 수 있음을 안다. 그리고 그 느낌은 환상적이다. 이것이 내가 간헐적 단식에 대해 물어보는 사람들에게 완벽한 단식의 중요성을 계속 강조하는 이유다.

하루에 16~18명의 환자를 진료하는 외과 의사의 의료 기록녹취사로서 일하려면 강한 집중력과 장시간 서 있을 수 있는 튼튼한 다리가 필요하다. 나는 간헐적 단식이라는 생활 방식이 병원에서 일하는 데 특히 도움이 되리란 걸 금방 알아차렸다. 그렇지 않아도 할머니가 돌아가신 후 의식적으로 더 긍정적인 사람이 되려고 노력하던 나는 간헐적 단식을 시작한 후 매사에 지나치게 들떠 있었다. 동료들이 나를 두고 약간 제정신이 아닌 것 같다고 농담까지 할 정도였다. 내 기억에 간헐적 단식을 시작하고 처음 석 달만큼 몸이 건강하다고 느낀 적이 없는 것 같다. 나는 에너지가 넘쳤고 거의 흥분 상태였다. 그때까지 나는 팀원들에게 새로운 다이어트를 한다고 말은 했지만 자세한 얘기는 하지 않았다.

단식이 나에게 효과적이라는 또 다른 징후는 머릿속에서 떠나지 않던 달콤한 음식이 더는 생각나지 않는다는 것이었다. 놀랍게도, 단식을 깰 때 먹고 싶은 음식은 뭐든

지 먹어도 된다고 했지만 나는 다른 음식을 원하기 시작
했다. 나는 볶은 견과류, 그중에서도 캐슈너트나 피스타
치오를 먹고 싶었다. 그리고 하바티나 체더 같은 치즈가
먹고 싶었고, 후무스hummus(병아리콩 으깬 것과 오일, 마늘을
섞은 중동 지방 소스-옮긴이)나 과카몰레guacamole(아보카도를 으
깬 것에 양파, 토마토, 고추 등을 섞어 만든 멕시코 소스-옮긴이) 같
이 찍어 먹는 소스, 아니면 소금을 뿌린 아보카도 슬라이
스 같은 것이 먹고 싶었다. 머핀이나 쿠키가 가까이 있어
도 먹고 싶다는 생각이 더는 들지 않았다. '너무 달 것' 같
아서였는데, 그때까지 내 평생에 그런 일은 없었다. 그리
고 저녁 식사 역시 내가 탄수화물 중독자들을 위한 다이
어트를 하려고 애쓸 때 먹던 것과 달라졌다. 채소는 더 넉
넉하게, 파스타나 빵은 더 가볍게 먹었다.

　나는 여전히 밤마다 디저트를 먹었지만 이제 다크 초콜
릿 몇 조각이면 충분했다. 예전처럼 오레오를 쌓아놓고
먹을 필요가 없었다. 나는 엄청나게 달콤하고 쫀득하고
진한 초콜릿 디저트보다는 가벼운 과일 위주의 디저트를

선택하게 됐다. 항상 즐기던 지나치게 달콤한 음식이 신기하게도 더는 맛있게 느껴지지 않았다. 이제는 메이플 시럽에 초콜릿 시럽까지 끼얹은 냉동 와플을 잠자기 바로 전에 몇 접시씩 먹는다는 것은 상상할 수도 없었다. 저녁 늦은 시간까지 음식에 대한 유혹을 느끼지도 않았고, 먹고 싶다는 욕구도 생기지 않았다. 내가 정해놓은 식사 시간이 끝나면 배가 부르고 만족스러웠다.

정확히 몇 킬로그램이 빠졌는지는 모르겠지만 몸도 즉각 반응을 보였다. 나는 원래 체중을 자주 재는 편이 아니었다. 가장 살이 많이 쪘을 때도 전혀 체중을 재보지 않았다. 그래서 내 몸무게가 최대일 때 정확히 몇 킬로그램이었는지 말하기가 어렵다. 얼마 만에 얼마만큼 살이 빠졌는지에 대한 자세한 통계도 없다. 그렇지만 2017년 여름에 16사이즈가 딱 맞았는데 가을에는 10사이즈가 맞았다는 것만은 분명하다. 태어나서 그해 여름처럼 내 몸이 큰 변화를 겪은 적은 없었다. 12사이즈였던 몇 주 동안은 옷장 깊숙이 넣어두었던 오래된 옷과 중고 매장에서 산 옷으로 버렸지만 시간이 지날수록 쇼핑을 하고 싶다는 생각이 스멀스멀 올라왔다.

이 글을 읽는 여성들은 아마 체중에 대한, 또는 그보다 더한 옷 사이즈에 대한 내 집착을 이해할 수 있을 것이다. 나는 나에게는 가능할 것 같지 않았던 12사이즈가 되는 날을 몇 년 동안, 어쩌면 10년도 넘게 꿈꿔왔다. 그런데 정말 12라는 사이즈가 현실이 된 것이다. 나는 10사이즈의 옷을 다시 입게 될 가능성이 '절대' 없으리라고 생각했다. 고등학생 때는 10사이즈였지만, 간헐적 단식을 실천하고 12사이즈가 되자 빠질 살은 다 빠졌다고 생각하고 있었다. 그런데 결과는 완전히 내 기대를 뛰어넘었다. 사람들이 말렸지만 나는 참지 못하고 냉큼 10사이즈의 옷들을 마구 사들였다. 오랫동안 꿈꾸던 몸매가 드디어 완성됐다고 생각했기 때문이다.

여름에서 가을까지 나에게 진의 페이스북 커뮤니티 활동은 하루의 중요한 일과였다. 일주일에 두세 번씩 페이스북에 글을 올리고 댓글은 매일 읽었다. 페이스북 커뮤니티는 일주일 내내 24시간 접속할 수 있다는 특성이 있기에 나에겐 일주일 단위로 직접 만나는 모임만큼, 어쩌면 그보다 더 소중했다. 체중 감량이 더 급속히 진전되자 나는 다이어트 전후 사진을 올리기 시작했다. 대부분 최근 사진과 내가 가장 무거웠던 2013년에서 2014년 사이의 사진을 함께 올린 것이다. 사진에 대한 회원들의 반응은 내가 상상한 것 이상으로 뜨거웠다. 회원들은 나에게 멋지고 아름답고 대단하다는 수백 개의 댓글을 남겨주었다.

나는 커뮤니티에서 제법 유명인사가 됐다. 새로운 회원들이 내가 그동안 어떤 과정을 거쳤는지, 단식을 한 지 얼마나 오래됐는지, 먹는 시간은 몇 시에서 몇 시까지인지, 탄수화물을 먹거나 칼로리 계산을 하는지 하지 않는지 등을 물으면 나의 이야기를 잘 알고 있는 다른 회원들이 대신 대답해주곤 했다. 사람들은 내 이야기를 '간헐적 단식의 대표적 성공 사례'로 여겼다. 수십 년 동안 자신에 대한 부정적인 생각으로 고통받아왔던 나는 이런 상황이 생소하면서도 즐겁고 짜릿했다.

간헐적 단식을
통해 얻은
믿기지 않는 자유

진은 애정 어린 눈으로 커뮤니티 회원들을 지켜보고 있었고, 커뮤니티에서 나의 활동은 눈에 띄는 편이었기 때문에 그녀도 나에 대해 관심을 갖게 됐다. 우리는 페이스북 친구가 됐고 정기적으로 쪽지를 교환하게 됐다. 그녀는 내가 간헐적 단식을 계속한다면 몸이 계속해서 변할 거라고 용기를 주었다.

나는 계속해서 오전에 완벽한 단식을 했고, 실제로 내 몸도 계속 변했다. 이 시기에 나의 사진을 보면 얼굴의 윤곽이 미묘하지만 꾸준히 변화함을 알 수 있다. 광대뼈와 턱선이 나조차 낯설 만큼 날렵해졌다. 빗장뼈(쇄골)와 갈비뼈도 점점 더 뚜렷하게 보였다. 20대 때부터 있었던, 브래지어 아래로 삐져나온 등살은 완전히 사라져버렸다. 여기서 나의 몸매에 대해 분명히 해두는 것이 좋을 것 같다. 나는 그때도 이 글을 쓰는 지금도 깡마른 편이 아니다. 경이롭게도 나의 몸은 적당한 근육을 만들었고 보기 좋을 정도의 지방만 남겼다. 그래서 나는 건강하고 영양 상태도 좋아 보인다. '너무 마른' 상태가 될까 봐 걱정하는 것은 비만 여성들이 자신을 보호하기 위해 흔히 하는 생각이다. 실은 나 자신도 그렇게 생각했었다. 하지만 나의 몸을 보고 너무 말랐다고 할 사람은 아무도 없을 것이다.

2017년 12월쯤 나의 청바지 사이즈는 8을 건너뛰고 바로 6이 됐다. 이는 정말 어마어마한 성과였다. 나는 커뮤니티에 바로 이 사실을 알렸고 회원들도 모두 적극적으로 응원해주었다. 이번에도 나는 이제 사이즈가 더 줄어들지 않을 거라고 생각했지만, 진은 내게 성급하게 결론을 내리지 말고 모든 가능성을 향해 마음을 열어놓으라고 조언했다. 그녀가 로프트Loft 브랜드의 4사이즈 청바지가 몇 개 있는데 이제는 너무 커져서 못 입는다는 내용의 글을 올려서, 나는 농담처럼 그 청바지를 내게 보내주면 간헐적 단식을 더 열심히 할 수 있을 것 같다고 댓글을 썼다. 그녀는 정말로 그렇게 했다.

4사이즈의 청바지가 담긴 상자를 받았을 때 내가 어떤 감정이었는지 말로 설명하기는 어렵다. 나는 갑자기 너무 많은 고마운 일들이 생각나 울컥했다. 건강해진 나의 몸,

간헐적 단식을
통해 얻은
믿기지 않는 자유

그 과정에서 되찾은 용기, 내 앞에 펼쳐진 새로운 인생, 생면부지의 타인이 페이스북을 통해 알게 됐다는 이유만으로 보여준 우정, 자신감을 회복할 수 있게 해준 그 멋진 친구의 나에 대한 믿음까지. 나는 상자를 열고 한참 동안 청바지를 바라봤다. 처음 블랙커피를 잔에 따를 때처럼 두려움 비슷한 걸 느꼈다. 6사이즈가 된 지도 얼마 안 됐을 때라 도무지 입어볼 자신이 없었다. 그래서 청바지를 옷장에 고이 모셔놓고, 지난 9개월 동안 하던 대로 매일 단식 시간에 완벽한 단식을 하고 저녁에는 만찬을 즐겼다.

며칠 지나자 진의 청바지가 맞을지 너무나 궁금한 나머지 입어봐야겠다고 마음먹었다. 나는 끙끙거리며 바지에 다리를 밀어 넣고 지퍼를 억지로 허리까지 끌어올리고 라이언에게 물었다. "어떻게 보여요?" 그는 "숨은 쉴 수 있겠어?"라고 되물었다. 나는 가까스로 숨을 내쉬며 아니라고 답했다. 바지를 벗었지만 나는 기분이 좋아졌다. 아주 잠깐이나마 그 옷을 입을 수 있었다는 건 살이 더 빠지고 있다는 증거였기 때문이다.

나는 이 순간을 포착한 사진에 그림을 곁들여 커뮤니티에 올렸고, 회원들의 전폭적인 지지 댓글이 수두룩하게 달렸다. 나 자신이 선택된 존재, 특별한 존재라는 느낌이 들었다. 진이 자신의 청바지를 모든 회원에게 줄 수는 없으니 말이다.

2018년 2월 말에서 3월 초쯤, 나는 감량한 체중을 유지하기 전 단계에 들어섰는데 이는 체중계와는 아무런 상관이 없다. 유지 전 단계란 내가 언제 단식하고 언제 단식을 깰 것인지, 어떤 종류의 음식을 얼마나 먹을 것인지, 간헐적 단식으로 남아도는 에너지를 어떤 운동으로 발산할 것인지 등을 능숙하게 조정할 수 있도록 마음을 다듬는 연습을 하는 시기다. 나는 점점 더 오래, 더 자주 걷기 시작했고 가끔 단거리 전력질주를 하기도 했다. 체육 시간에는 그렇게 하기 싫어하던 달리기였는데, 땅을 박차고 달리는 순간 오랫동안 나를 지배했던 '난 다른 아이들보다 못해'라는 생각에서 비로소 해방되는 듯했다.

에마가 대학교에 입학하면서 기숙사에 들어갔고 집은 그야말로 빈 둥지가 됐지만 나는 너무나 잘 살아갔다. 나의 삶이 모든 면에서 균형을 이뤘다는 느낌이 들 무렵, 진이 《참지 말고 미뤄라》 서포트 그룹을 만드는 것에 대한 얘기를 꺼냈다. 얘기를 듣자마자 나는 어떤 형태로든 참여하고 싶었다. 온라인 커뮤니티에서 활동하면서 나 자신이 너무나 많은 혜택을 입었기 때문에, 단식에 대해 비슷한 생각을 가진 사람들을 직접 만날 수 있다는 점에 마음이 끌렸다. 다시 한번 익숙한 일상의 테두리에서 벗어나 새로운 걸음을 내디딜 기회가 왔고, 나는 그것을 붙잡았다.

나는 '단식, 만찬, 자유: 킴과 함께하는 간헐적 단식 서포트 그룹'이라고 이름을 정하고 커뮤니티 운영을 시작했다. 몇 주도 안 돼서 회원이 100명으로 늘어났다. 대부분은 지역 주민들이었고 실제로 아는 사람들도 많았다. 내가 운영하는 커뮤니티에서 회원들에게 영감을 줄 만한 이야기나 내가 단식을 깰 때 먹는 음식의 사진을 올리는 작업은 아주 재미있었다. 곧 꽤 많은 회원이 간헐적 단식이 자신에게 잘 맞고 그들도 몇 달 전의 나처럼 간헐적 단식의 강력한 효과를 경험하고 있다는 얘기를 들려줬다. 나는 너무나 기뻤고 내 이야기를 더 적극적으로 많은 이들에게 알리고 싶다는 생각이 강해졌다.

그즈음 나는 직장생활이 답답하게 느껴지기 시작했다. 더 넓은 세상에 내 이야기를 들려주고 나를 표현하고 나의 능력을 펼치고 싶었다. 의료기록녹취는 진료 공간 뒤에서 아주 조용히 이루어지는 작업인데 나는 에너지가 넘치고 열정이 가득한 사람이다. 그래서 지금 내가 하고 있는 '딴짓'을 어떻게 커리어로 연결할 수 있는지 생각해보기 시작했다. 주말 아침 일찍부터 스타벅스에 앉아 커피와 탄산수를 마시며 떠오르는 아이디어를 정리하는 날이 많아졌다. 그리고 여러 온라인 프리랜서 커뮤니티에도 가입해 비슷한 생각을 가진 여성들과 인맥을 쌓아갔다.

스타크 선생님과 나는 의료기록녹취사에 대한 수요가 증가한다는 것을 알고 있었기 때문에 의료기록녹취사를 육성하는 새로운 사업모델을 구상했다. 하지만 몇 달 동

간헐적 단식을
통해 얻은
믿기지 않는 자유

안 시장과 가능성을 조사하면서 우리 두 사람이 하기에는 이 사업의 규모가 너무 크다는 것을 깨달았다. 그런 일을 추진해본 경험은 지금 생각해봐도 뿌듯하다. 그 이후 4월부터 5월까지는 지역에서 관계망을 넓히는 행사나 창업 모임에 참가하면서, 외식을 하거나 친목 모임에 나가는 날이 많아졌다. 사람들을 만나는 것이 쉽고 편했다. 옛날 같으면 바로 '아니요'라고 했을 상황에 '네'라고 답하는 나를 보면서 나 자신도 놀랐다.

그런 모임에 새로 산 예쁜 옷들을 입고 나가면서 나의 모습에 자신감이 붙었다. 예전 같으면 쳐다보지도 않았을 S사이즈나 XS사이즈의 블라우스를 사게 됐다. 내가 '승리의 블라우스'라고 부르는 블라우스가 있다. 에마가 고등학교에 입학할 때 사준 S사이즈의 블라우스다. 나는 대체로 에마의 옷에 별 관심이 없었는데 왠지 그 블라우스에는 자꾸만 눈이 갔다. 그때는 내가 아무리 날씬해진다고 해도 그 옷은 절대 못 입을 줄 알았다.

그해 봄, 에마는 대학교 기숙사에 있었고 블라우스는

우리 집 에마 방 옷장에 있었다. 에마의 취향은 내 몸무게만큼이나 급속하게 변해서, 내가 옷장에서 꺼내 입어보기 전까지 그 블라우스는 우리의 기억에서 완전히 사라져 있었다. 이제 그 블라우스는 나에게 잘 맞았고, 그래서 한동안 자주 입었다.

그러다가 승리의 블라우스와 비슷한 꽃무늬가 프린트된 상의를 사기 시작했고 거기에 어울리는 스키니 진과 발레 플랫 슈즈를 더해 나만의 시그니처 룩을 완성했다. 살이 빠지기 전에는 헐렁한 청바지와 XXL사이즈의 탱크 톱 위에 엉덩이까지 가릴 수 있는 커다란 카디건을 유니폼처럼 입곤 했는데, 사뭇 다른 스타일이 됐다. 드레스를 사 입는 재미도 쏠쏠했다. 최근 사진들을 보니 나는 엉덩이 옆에 손을 얹고 찍고 있었다. 옛날엔 언제나 앞으로 팔짱을 끼거나 두 손을 모아 지갑을 들거나 가까이에 아이가 있으면 앞에 세우고 나는 뒤에 서서 사진을 찍곤 했는데 말이다. 의식하지 못한 사이에 나의 자아상이 완전히 바뀐 것이다.

진의 커뮤니티 회원들은 내가 라이언과 같이 찍은 사진을 올렸을 때 가장 큰 반응을 보였다. 우리 각자가 감량한 몸무게보다 둘이 감량한 몸무게를 합쳤을 때 훨씬 막강한 효과를 발휘하는 것 같았다. 라이언은 더 큰 간헐적 단식 커뮤니티에 적극적으로 참여하기 시작했고 내가 가입하지 않은 몇 개의 그룹에도 가입했다. 그리고 내가 맡은 그룹의 운영진을 맡기로 했다. 그래서 나는 우리 커뮤니티의 이름을 '단식, 만찬, 자유: 킴, 라이언과 함께하는 간헐적 단식 서포트 그룹'으로 바꿨다.

그렇게 몇 달이 지나고 우리 그룹은 꾸준히 회원이 늘어서 현재는 2,000명에 이른다. 일부 회원은 나의 얘기가 영감을 주고 용기를 북돋아 주었고 자신의 다이어트에 도움이 됐다고 얘기해주었다. 내가 노력만 한다면 다른 사람에게 진 같은 역할을 할 기회가 있다는 것을 깨달았다. 그것이 나에게 얼마나 의미 있는 일인지 다 설명하기 어렵다. 어쨌든 나는 다시 어린 시절의 나처럼 다른 사람들을 가르치고, 상담하고, 용기를 줄 수 있는 사람이 되고 싶었다. 애초에 음식과 체중을 매개로 시작하게 된 일이지만, 그 덕에 나는 비만이 될 수밖에 없는 습관에 갇혀 힘들어하는 사람들에게 나만의 독특한 경험을 살려 희망의 메시지를 퍼뜨리게 됐다. 이런 일을 할 수 있어서 진심으로 기쁘다.

지금까지는 간헐적 단식을 시작하고부터 모든 일이 술술 풀렸다는 이야기만 했다. 많은 사람이 나의 간헐적 단식 여정을 돌아봤을 때 특별히 어렵거나 힘든 부분이 있었는지 궁금해하는데 이제 대답할 시간이 된 것 같다. 지금까지는 간헐적 단식을 시작할 때 어떤 느낌이었고, 적응하고 나니 몸무게가 급격하게 빠져서 나의 몸이 마법처럼 변했다는 꽤 희망적인 이야기만 했다. 이렇게까지 단순하지는 않았지만, 이것이 내 이야기의 거의 전부라 해도 과언은 아니다. 완벽한 해결책을 만나니 만사가 쉽게 풀리는 전형적인 예라고도 하겠다. 실망스러운 데이트와 연애에서 실패하기를 거듭하던 독신자가 마침내 '운명의 상대'를 만났다는 얘기처럼 말이다. 간헐적 단식은 나에

간헐적 단식을
통해 얻은
믿기지 않는 자유

게 운명적인 생활 방식이었던 것 같다. '좀더 일찍 알았으면 좋았을 텐데…' 라는 생각으로 에너지를 낭비하기보다는 감사하는 마음으로 평생 간헐적 단식을 하려고 한다.

변신에 성공하고 나서 정말 어려웠던 부분은 내가 아주 뚱뚱한 여자라는 정체성을 떨쳐버리는 것이었다. 심각하게 비만이었던 경험이 있는 사람들만이 나를 이해할 수 있을 것이다. 단순히 수영복을 입은 자신의 모습이 뚱뚱해 보여 5~7킬로그램 정도를 빼고 싶다고 생각하는 일반적인 여성들과는 다르다. 나는 그동안 지인들 사이에서 '뚱뚱한 엄마'나 '뚱뚱한 친구'로 통했었다. 아이들이 학교에 다니기 시작하고부터는 언제나 친구들 엄마 중에서 가장 뚱뚱했다. 그게 그렇게 중요한 문제냐고? 물론 그렇지 않을 수도 있다. 하지만 결과적으로 나는 내가 그런 사람이라고 생각하며 살게 됐다.

그런데 1년도 채 안 돼서 나는 모임에서 가장 몸집이 큰 사람에서 가장 왜소한 사람이 됐다.

나는 이 사실이 아직도 낯설다. 나는 거울을 보고, 셀피를 찍는 데 많은 시간을 보낸다. 여기에는 두 가지 목적이 있다. 그 사진들을 페이스북 커뮤니티에 올리면 다른 사람들에게 자극과 영감을 줄 수 있다. 나를 처음 보는 사람들은 내가 일부러 밝히지 않는다면 과거의 체중 문제를 짐작도 못 할 테니 말이다. 또한 나 역시 나의 사진을 보면서 정상 체중의 새로운 자아를 내면화하려고 노력할 수 있다.

이상하게 들리겠지만, 나는 가끔 나의 동료와도 같았던, 아직도 살을 빼지 못한 다른 여성들을 내가 배반한 것 같은 느낌이 들기도 한다. 어떤 여성이 "나는 뚱뚱해요. 그래서 가능하면 계단은 사용하지 않죠"라는 식으로 농담을 한 적이 있다. 나는 본능적으로 그녀가 있는 쪽을 돌아봤다. 그녀가 나와 눈을 마주치면 우리가 서로 비슷한 사정이라는 것을 다 안다는 웃음을 짓겠거니 했다. 그런데 그녀는 내가 안중에도 없었다. 우리는 최근에 만났고 그녀는 내가 지금보다 45킬로그램이나 더 나갔다는 사실을 전혀 몰랐던 것이다. 그녀가 나를 날씬한 사람이라고 생각한다는 것을 알고 감정이 복잡했다. 오랫동안 친하게 지내던 친구들을 잃어버린 것 같은 느낌이었다.

소셜미디어의 내 몸 긍정 운동 캠페인도 이와 비슷하다. 이 운동은 모든 사이즈의 여성들이(물론 대부분이 비만 여성들이지만) 자신의 사이즈와 체형을 긍정적으로 받아들이고 자신의 아름다움을 세상에 선포하라고 주장한다. 내가 지금의 내 모습을 더 아름답고 건강하고 매력적이라고 느끼는 것이 혹시 잘못된 것은 아닌지 자문해봤다. 그저 여성의 아름다움에 대한 획일적인 기준에 나 자신을 끼워 맞추려 했던 건 아닌지 곱씹어봤다. 결론은 어느 때보다도 가벼워진 나의 몸에서 내가 더 자유롭다고 느낀다는 것이다. 그 모든 무게가 사라져서 행복하다고 인정하는 것이 미안하지 않다.

아마 살을 빼는 과정에서 가장 어려운 부분은 다른 사람들의 질투나 비판일 것이다. '당신이 이겼을 때 박수를 보내지 않는 사람들을 조심하라' 라는 말을 아는가? 아주 의미심장한 말이다. 비록 나도 과거에 (라이언을 포함한) 다른 사람들의 감량 성공에 질투를 느꼈지만, 실제로 나의 성공을 함께 기뻐해주지 않고 무시하거나 내가 굶어서 살을 뺐다고 비아냥거리는 댓글을 보면 가슴이 아팠다. 내가 얻은 성과가 아무것도 아닌 것처럼, 그간의 노력을 인정받지 못하는 것처럼 느껴졌다. 하지만 나는 이런 일로 오랫동안 의기소침하지 않았고 노력을 멈추지도 않았다.

나는 단식의 진정한 힘은 그것이 사회적 통념에 반하는 행동이라는 사실에서 나온다고 생각한다. 단식을 생활의 일부로 받아들이면 다른 사람들의 허락이 필요하다는 생각과 거리를 두기가 쉬워진다. 낮에는 먹지 않겠다고 선언하는 것은 평범해 보이지만 실은 과격한 결정이다. 나는 다른 사람들의 질투와 부정적인 반응에 부딪혔을 때 금방 털어버렸다. 내가 처음 간헐적 단식을 시작한 이유가 나 자신과 건강을 위한 것임을 기억하고 다시 한번 각오를 다지는 계기로 삼았다.

겁 많고 자신감 없고 나약한 소녀였던 나에게 이런 인식의 변화는 간헐적 단식의 전 과정을 통틀어 최고의 성과였다. 나는 철저히 있는 그대로의 나를 받아들이고, 그런 내가 소중한 사람임을 인정하게 됐다. 현재 가장 큰 목표는 나 자신을 잘 돌보는 것이고, 그 중심에 단식이 있다.

지금의 나는 활력이 넘치고, 인생에 대해 그리고 음식 외에 인생에서 얻을 수 있는 즐거움에 대해 무한한 기대를 가진 사람이다. 어렸을 때는 웬만해선 흥분하지 않는 진지하고 심각한 아이로 유명했지만, 지금은 거의 모든 일에 호기심이 많아졌다. 내 인스타그램 계정은 '@열정에 중독된@hookedonenthusiasm' 이다. 실제로 대부분의 시간에 아주 열정적이기 때문이다. 이 세상과 사람들이 너무나 아름답다. 적어도 십중팔구는 그렇다. 그래서 누구와도 다른 지금의 내가 있게 해준 나만의 독특한 개성 하나하나를 소중하게 간직할 것이다.

나는 매일 기도한다. 가끔은 매시간 기도하기도 한다. 나는 이제 있는 그대로의 나를 완전히 받아들이는 것을 제일 중요한 원칙으로 생각하며 산다. 인생이 매 순간 나에게 허락한 축복을 생각하면 감사한 마음에 가슴이 벅찰 지경이다.

Kim Smith

개인적인 이야기가 많았던 이번 장을 마무리하면서 맨 처음 등장했던 어린 소녀 이야기를 다시 하려고 한다. 그 소녀는 물론 나다. 나는 그때 운동회를 옆에서 지켜보면서 오로지 뒤로 숨고 싶다는 생각만 했다. 그 때문에 다른 아이들과 함께 웃고 떠들고 재미있는 시간을 보낼 기회를 놓쳐버렸다.

그와는 정반대로 최근 토요일 밤, 나는 클럽에서 장장 4시간 동안 신나게 춤을 추고 놀았다. 그날 저녁, 물론 요즘은 항상 그렇지만, 내가 강하다고 느꼈고 에너지가 마구 뿜어져 나왔고, 머리부터 발끝까지 내가 좋았다. 청바지와 딱 붙는 상의를 입고 무대 한가운데에서 춤을 췄으니 사람들의 시선을 꽤 끌었을 테지만 상관없었다. 이제 더는 다른 사람의 눈을 지나치게 의식하거나 불편하게 느끼지 않는다. 그리고 다른 사람들에게 나의 외모나 개성에 대해 좋은 평가를 받아야 한다고 생각하지 않는다. 이제야 언제나 코앞에 있었던 진실을 알게 된 것이다. 나는 아름답고, 자유롭다.

머핀이나 쿠키가 가까이 있어도
먹고 싶다는 생각이 들지 않았다.
내 평생에 그런 일은 없었다.

라이언

앞으로는 더 나아질 것이다

간헐적 단식을 하고 처음 몇 주 동안은 효과가 들쑥날쑥
했다. 간헐적 단식이 효과적일 거라고 믿긴 했지만, 그동
안은 내가 저탄수화물 다이어트를 하는 사람의 눈으로 간
헐적 단식을 해석하고 있었다는 것을 깨달았다. 나는 최
근에 저탄수화물 다이어트로 살을 뺐기 때문에 그 식단을
포기하기가 쉽지 않았다. 탄수화물이 적이고 나의 혈당은
탄수화물과 직접적으로 연관되어 있다는 생각이 뿌리 깊
이 박혀 있었다. 그리고 다시는 건강을 잃고 싶지 않았다.
40대에 들어선 나는 이제 건강을 되찾을 기회가 영원하지
않다는 것쯤은 알게 됐다.

진이 제시한 먹는 방식이 왜 그렇게 미심쩍었는지 정확한 이유는 모르겠다. 탄수화물 비중이 높은 채식으로 살을 뺀 경험도 있고, 당시 혈당 수치도 아주 좋았는데 말이다. 아마 사고방식의 문제가 아니었나 싶다. 그리고 내가 저탄수화물 식단을 그만두면 패배를 인정하는 꼴이라는 생각도 어느 정도 있었던 것 같다.

나는 팔레오/저탄수화물 다이어트를 꽤 오랜 시간 해왔지만, 킴과 함께 식사할 방법이 있다면 그 원칙을 깨고 노력해볼 용의가 있었다. 나는 19시간의 완벽한 단식 시간과 2시에서 7시까지의 먹는 시간 5시간을 엄수했다. 요리를 선택하면 레시피와 함께 손질된 식재료와 소스를 집으로 배달해주는 플레이티드Plated라는 서비스가 있는데, 킴은 이것이 괜찮은지 이용해보고 싶어 했다. 취향이 다른 두 사람을 만족시킬 수 있는 음식을 차리기 위해 골머리를 앓던 참이라 식사 준비를 좀더 간단하게 하고 싶었을 것이다.

나는 이런 배달 서비스에 회의적이었다. 제공하는 대부

분의 요리에 내가 상당히 오랫동안 먹지 않았던 감자나 쌀 같은 탄수화물 음식이 들어 있었기 때문이다. 그래서 나는 절충하기로 마음먹었다. 2시에서 7시까지 팔레오 방식대로 먹어야겠다고 생각한 것이다. 플레이티드에서 시킨 음식으로 저녁을 먹는 것만 제외하고 말이다. 아이러니하지만 킴이 예전에 했던 탄수화물 중독자들의 다이어트를 따르게 된 셈이었다.

2017년 6월, 나는 한 학년을 마무리하고 첫 번째 단식을 했다. 선생님이란 직업 덕에 나는 여름마다 휴식기를 가지는 것에 익숙했는데 그중 먹으면서 보내는 시간이 가장 많았다. 건강을 나 몰라라 하던 시절, 나에게 여름방학은 쉬지 않고 폭식하는 기간이었다. 새 학기가 시작될 때 새 옷을 사는 일이 없도록, 곧 정신 차리고 새로운 다이어트로 살을 빼겠다는 지키지도 못할 약속을 참 많이 했다. 하지만 대부분의 여름은 절망과 자기혐오, 그리고 방학 전보다 한 치수 늘어난 허리 사이즈와 함께 끝났다.

채식을 하던 때, 그리고 팔레오 다이어트를 하던 최근

간헐적 단식을
통해 얻은
믿기지 않는 자유

처럼 건강에 꽤 신경 쓴 여름에도 나는 음식을 기준으로 하루를 계획하고 음식으로 감정을 조절했다. 내가 채식의 장점이라고 공언하고 다녔던 것 중 하나가 몇 시간 간격으로 음식을 먹을 수 있다는 것이었다. 나는 그것을 나의 신진대사가 마치 강력한 자동차 엔진처럼 활발해서 몸이 계속 지방을 태우는 상태에 있다는 것을 증명하는 명예훈장이라도 되는 듯 자랑하고 다녔다. 지금 생각해보니 나는 줄곧 배가 고팠고, 계속해서 탄수화물을 지나치게 많이 먹어 후유증에 시달렸으며, 항상 다이어트에 실패하기 직전의 위태위태한 상태에 있었던 것 같다.

팔레오 다이어트를 하던 여름에도 음식은 달랐지만 상황은 별 차이가 없었다. 킴과 나는 레스토랑에서 점심 메뉴를 먹을 수 있는 가장 이른 시간인 오전 11시가 되기만을 초조하게 기다리곤 했다. 우리는 보통 점심으로 단백질을 곁들인 식사용 샐러드를 먹었다. 이미 나는 아침 7시에 베이컨과 달걀을 먹고, 오전 9시에 견과류와 치즈를 간식으로 먹은 뒤였다. 그런데 갑자기 오후 2시까지 음식 없이 견뎌야 한다니 좀 겁이 났다.

그런데 막상 단식을 시작해보니 내가 예상했던 것보다는 전체적으로 훨씬 수월했다. 특별히 배고프지도 않았고, 기절하지도 않았고, 몸이 약해진 것 같지도 않았다. 나는 집안일을 열심히 했고, 개와 함께 멀리까지 산책을 나가기도 했으며, 넷플릭스에서 드라마를 몰아 보면서 바삐 움직였다. 몸은 아주 편했지만 그래도 정신적으로는 힘들게 느껴졌다.

나는 보통 12시쯤이 되면 시계를 계속 쳐다보면서 벼랑 끝에 매달려 있는 심정으로 2시간을 더 보냈다. 시간이 지나면 나아질 거라고 믿으며 마음을 굳게 먹으려고 노력했다. 매일 단식을 깨는 첫 식사로 팔레오 시리얼을 먹었다. 내가 팔레오 식으로 변형한 이 시리얼은 넓은 그릇에 치아씨, 견과류, 베리류, 땅콩버터를 가득 담고 거기에 우유나 크림을 부어 먹는 것이다. 킴은 언제나 이 조합이 기이하다고 말했지만, 이 시리얼은 내가 저탄수화물 식단으로 체중 감량을 할 때 너무 좋아서 항상 아침으로 먹던 메뉴였다.

일단 단식을 깨고 먹기 시작하면, 가끔은 멈추기가 어려웠다. 원래 먹으려고 했던 양보다 더 많이 먹기도 하고, 더 먹고 싶은 마음이 간절한데 유혹을 꾹 참기도 했다. 이런 행동은 나에게 익숙한 것이었고 그래서 마음이 불편했다. 그러던 중 헤링 박사가 보상심리로 인한 과식에 대해 언급했던 내용이 떠올랐다. 그에 따르면 이런 경향을 보이는 건 정상적인 것이며 시간이 지나면 식욕이 점차 완화될 거라고 했다. 그래서 나는 그렇게 되리라 믿기로 했다.

저녁 식사는 완전히 새롭고 훨씬 만족스러웠다. 처음으로 킴과 내가 동시에 같은 음식을 먹을 수 있게 된 데다 요리를 하느라 함께 있는 시간도 늘어났다. 내가 다음 날 점심에 먹을 도시락을 싸 가지 않았기 때문에 음식을 남길 필요도 없었다. 나는 곧 저녁 식사가 아주 만족스럽게 느껴졌고 더는 잠자기 전에 뭔가 더 먹고 싶다는 마음도 들지 않게 됐다.

Ryan Smith

처음에는 감자와 쌀 같은 탄수화물 음식을 저녁 식사 때만 먹겠다고 결심했지만, 얼마 지나지 않아 내가 오랫동안 금했던 다른 음식도 하나둘씩 먹기 시작했다. 처음에는 단식 후 먹는 첫 식사에 통곡물 크래커나 토르티야 칩에 후무스를 곁들여 먹었다. 그리고 매일 밤 저녁 식사 후 킴과 함께 디저트도 먹기 시작했다. 베리류를 곁들인 요거트처럼 아침 메뉴를 좀더 화려하게 꾸며 먹기도 하고, 초콜릿이나 좀더 달콤한 아이스크림 또는 쿠키를 먹기도 했다.

이런 음식을 먹으면서 생각이 복잡했다. 한편으로는 너무 행복했고, 내가 그동안 심하게 편식했다는 것을 깨달았다. 항상 접시에 치즈 조각만 담아서 먹다가 칩에 후무스를 듬뿍 찍어 먹으니 정말 좋았다. 나도 보통 사람이 된 것 같았고, 잊고 있었던 감각이 되살아나는 기분이었다. 다른 한편으로는 팔레오 다이어트를 하는 사람으로서 죄책감 같은 것을 느끼기도 했다. 나는 오랫동안 많은 음식을 제한하면서, 사람들에게 그것이 지속 가능한 다이어트라고 자랑하고 다녔다. 수없이 많은 시간을 고지방·저탄수화물 식단에 대한 비디오와 블로그를 읽는 데 쏟아부었고, 내 얘기에 귀를 기울여주는 사람들에게는 내가 팔레오 덕에 건강을 유지하고 있다고 말해왔다. 스파게티도 없이 스파게티 소스 한 그릇을 먹는 것만으로도 사람들에게 이상하다고 찍혀 있었는데, 이제는 더 기이한 뭔가를 하고 있었다. 하지만 나는 이런저런 핑계를 대며 고민하는 대신 결과로 보여주겠다고 결심했다.

단식을 시작하고 2주 정도 지나자 눈에 띌 정도로 효과가 나타났다. 우선 단식 중일 때 컨디션이 아주 좋았고 긴 하이킹 코스는 물론 거실 벽을 페인트칠하는 것과 같이 오랫동안 미뤄왔던 집안일을 간식을 먹지 않고도 끝낼 수 있었다. 가끔 참을 수 없는 허기가 몰려왔지만 몇 분만 참으면 사라졌다. 이전에 다이어트를 할 때와는 다르게 몸이 느끼는 공복감과 감정적인 식탐을 제대로 구분할 수 있게 됐다. 예전보다 이 두 가지 신호를 무시하기가 훨씬 쉬웠다. 그리고 엄청난 운동을 한 것도 아닌데 팔레오 다이어트를 하던 마지막 몇 달간 다시 쪘던 살이 꾸준히 빠졌다.

가을이 되고 학교에 돌아갈 준비를 할 때쯤 나는 목표로 했던 체중에 거의 근접했다. 개학을 하면 간헐적 단식으로 나의 학교생활이 어떻게 달라질지 기대가 되기도 했지만, 동료들에게 뭐라고 설명할지 걱정되는 것도 사실이었다. 이번 체중 감량은 이전 다이어트 때와는 뭔가 다르다는 것을 알고 있었다. 간헐적 단식은 다른 다이어트들보다 평범했고 그래서 영구적으로 할 수 있을 것 같았다. 하지만 다른 사람들이 나를 이상하게 볼까 봐 또는 속으로 내가 또 새로운 다이어트를 시작했나 보다고 비웃을까봐 불안했다.

나는 일단 단식을 하면 실제로 뭐가 편해질지에 더 집중하기로 했다. 우선 점심을 싸 갈 필요가 없었고, 전자레인지를 쓰려고 시간에 쫓기면서 기다리지 않아도 됐다. 점심시간에 느긋하게 복사기를 사용할 수 있고, 이메일을 보낼 수도 있고, 동료들과 어울릴 수도 있었다. 그렇게 지

내다 보면 한동안은 동료들이 내가 간헐적 단식을 한다는 걸 눈치채지 못할 줄 알았다. 하지만 이틀 만에 들키고 말았다.

점심시간에 내가 굶는 걸 본 동료 교사가 내가 점심을 잊어버리고 가져오지 않은 줄 알고 자신의 점심을 나눠 먹자고 했다. 나는 그때 다른 사람에게 내가 간헐적 단식을 하고 있다고 말할 마음의 준비가 되지 않았다. 그래서 그냥 "요즘은 점심을 먹지 않고 있어요. 새로운 걸 시험해 보는 중이거든요"라고 말했다. 그렇게 말하자 사람들은 그런가 보다 하고 그냥 넘어갔다. 그 효과가 누가 봐도 알 정도로 확실해지기 전까지, 아무도 나에게 점심을 먹지 않는 것에 대해 물어보거나 언급하지 않았다.

금방 목표 체중을 달성했지만, 예전에 다이어트를 할 때와 달리 내 몸은 계속해서 변했다. 사실 체중이 몇 킬로그램 빠졌는가 하는 것보다 다른 부분에서 훨씬 더 중요한 변화가 많이 일어난 다이어트는 간헐적 단식이 처음이었다. 우선 얼굴 살이 빠져 이목구비가 또렷해졌다. 아주 오랜만에 나의 턱선이 보이기 시작했다. 쇄골과 팔다리 근육도 조금씩 드러났다. 그리고 가장 빠지지 않던 복부도 줄어드는 것 같았다. 아무리 다이어트를 해도 빠지지 않던 늘어진 뱃살이 아직 좀 남아 있었지만 그 아래로 복근이 어렴풋이 보이기 시작했다.

나는 뚱뚱한 사람으로서 그리고 오랫동안 뚱뚱했던 사람으로서 벨트를 배 아래쪽에 할 수밖에 없었기에 바지가 내려가지 않도록 끊임없이 끌어올려야 했다. 그런데 하루는 학교 복도를 걸어가다가 바지가 흘러내리지 않는다는 것을 깨달았다. 벨트가 허리에 자연스럽게 걸쳐져 있다는 것을 알고 깜짝 놀랐다.

몸의 이런 변화가 느껴지자, 이번 기회에 체력을 최대한으로 끌어올리고 싶었고, 뭐든지 시도해볼 마음의 준비가 완벽하게 됐다. 복근을 탄탄하게 만들 수 있다면 단식보다 더한 것도 할 수 있을 것 같았다. 나는 지난 몇 년 동안 요가에 관심이 있었지만 실제로 해본 적은 없었다. 그래서 일단 근력운동과 전반적인 체력강화에 초점을 맞춘

간헐적 단식을
통해 얻은
믿기지 않는 자유

요가 채널 맨플로요가ManFlowYoga를 구독했다. 수많은 비디오를 보고 내가 따라 할 수 있을 것 같은 비디오를 모아 재생 목록까지 만들었지만 직접 시도해본 적은 한 번도 없었다. 하지만 이제는 간헐적 단식이 자신감을 북돋아주었다. 나는 매트를 깔고 그냥 따라 해봤다. 그렇게 나는 단식을 시작한 해에 요가도 시작했다. 요가는 내가 정말로 좋아하는 운동이다. 그리고 내가 처음으로 단지 몇 주만이 아니라 꾸준히 하게 된 운동이다.

단식과 요가는 서로를 보완해주는 완벽한 도구다. 둘 다 건강과 마음의 안정을 얻는 데 두루두루 도움이 되는 간편하고 실용적인 방법으로 근육을 활성화하고 발달을 촉진했다. 또한 둘 다 내가 불가능하다고 생각했던 수준까지 나의 몸을 변화시키는 데 필수불가결한 역할을 했다. 한 번도 아니고 두 번이나 55킬로그램을 뺐다가 다시 쪘던 경험은 어쩌면 나에게 영원히 아물지 않을 상처로 남았을지도 모른다. 하지만 이제 나는 내가 그렇게 오랫동안 믿어온 것보다 훨씬 더 많은 일을 해낼 수 있는 사람이라는 것을 안다.

마침내 주변 사람들도 이런 변화를 알아보기 시작했고 내가 뭘 어떻게 하고 있는지 물었다. 대부분 사람이 이렇게 말했다.

"와, 엄청나게 날씬해지셨네요. 대체 얼마나 빠진 거예요?"

내가 체중은 몇 달 동안 변화가 없다고 답하자 대부분 믿기 어려워했다. 우리는 체중으로 다이어트의 성공을 측정하는 데 익숙하지만, 우리 몸은 이런 임의적인 수치로는 설명할 수 없는 다양한 성과를 만들어낸다.

나의 자세가 점점 좋아지고, 어깨가 약간 더 넓어지고, 턱선이 조금씩 살아나고, 점점 더 젊어 보인다는 것을 사람들이 알아보기 시작했다. 간헐적 단식이 나의 몸을 리셋한 것 같다. 애초에 내가 그렇게 살이 많이 찌지 않았다면 아마 단식으로 변화된 지금의 내 모습과 무척 닮았을 것이다.

간헐적 단식을 시작한 후 신체적으로 많은 변화가 있었

지만, 내면적으로도 그에 못지않게 많은 변화를 경험했다. 나는 원래 내성적인 편이었지만 이제는 자신감이 붙었고 나 자신에게 편해졌다. 그 덕에 더 좋은 선생님이 됐다. 학생들의 시선이 집중되는 '무대에 오르는 시간'을 예전보다 더 즐길 수 있게 됐고, 가식 없이 편안한 마음으로 학생들을 대할 수 있게 됐다. 또한 더 좋은 남편이 됐다. 킴과 내가 보다 많은 부분에서 삶을 함께하게 됐기 때문이다. 간헐적 단식에 대한 킴의 열정이 나에게도 시도할 용기를 주었고, 그 생활 방식에 대한 우리의 열정이 결혼 생활에 더 크고 중요한 목적을 설정해주었다. 그리고 우리는 더 좋은 동반자가 됐다. 우리를 본 사람들은 우리가 서로를 진정으로 아낀다는 것을 알 수 있다. 다른 사람들도 우리 부부의 변화에서 영감을 받아 삶에서 더 긍정적인 변화를 이끌 수 있으면 좋겠다.

내가 아주 감사하게 여기는 가장 큰 변화는 나 자신을 건강하고 튼튼한 사람이라고 생각하게 됐다는 것이다. 나는 이제 너무 까다롭거나 심지어 불가능해 보이기까지 하

Ryan Smith

는 여러 규칙을 지키려고 애쓰며 다이어트를 하고 있다고 느끼지 않는다. 나는 '보통 사람들' 처럼 먹는다. 더 중요한 것은 단식이 음식에 대한 나의 전반적인 태도에 굉장한 변화를 가져왔다는 점이다. 이제는 억지로 감정을 누르기 위해 음식을 사용하지 않는다. 대신 그때그때의 감정에 오롯이 집중하고 긍정적으로 다스리는 법을 배우고 있다.

이런 변화는 영원히 계속될 것이다. 물론 아직 부족한 부분이 많다. 여전히 우울함과 불안감이 엄습할 때도 있지만, 난생처음으로 앞으로는 더 나아질 일만 남았다고 믿게 됐다.

간헐적 단식을
통해 얻은
믿기지 않는 자유

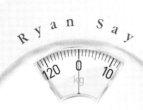

나는 '보통 사람들' 처럼 먹는다.
간헐적 단식은 다른 다이어트들보다
평범하고 그래서 평생할 수 있다.

라이언

|

우리 부부가 간헐적 단식을 하는 법

우리의 이야기에 관심 있는 사람들은 킴과 나에게 "정확히 어떤 음식을 드세요?"라는 질문을 가장 많이 한다. 내가 샀던 다이어트 책이 한두 권이 아닌데, 모두 이런 질문에 대한 답을 찾으려는 나의 시도였다. 나는 대답을 찾으려고 나 대신 모든 것을 철저히 조사해줄 사람을 찾았던 것이다. 무엇을 먹어야 하는지 제대로 아는 것은 나에게 너무나 절박한 문제였고, 완벽한 목록이나 규칙 같은 것만 찾으면 모든 문제가 해결될 거라고 생각했다.

이미 체중에 대해 고민이 많았던 10대 때, 어머니가 갖고 계시던 책 중에 익명의 과식자들Overeaters Anonymous이라는 모임에서 나온 책을 발견했다. 어머니가 그 모임의 회원이었다는 기억이 없는 걸 보면, 아마 어머니도 그 답을 찾고 싶다는 헛된 기대를 가지고 그 책을 구매하셨던 게 아닌가 싶다. 나도 그 책을 읽으며 과식하지 않기 위해 먹지 말아야 할 음식의 목록과 내가 실천할 수 있는 규칙들이 뭐가 있는지 찾아본 적이 있다. 익명의 과식자들이 무엇을 하는 모임인지 아는 사람이라면 내가 완전히 헛다리를 짚었다는 것을 알 것이다. 그때 나는 그 책이 도대체 무엇을 위한 책인지 알 수가 없었다. 그 책의 목적은 체중 감량이 아니라 음식 중독을 치료하는 것이었다. 이후로도 정답을 찾으려는 나의 노력은 계속됐다.

간헐적 단식의 묘미이자 어려운 점은 너무나 단순하다는 것이다. 이래도 되나 싶을 정도로 규칙이 간단하다. 하루 중 19시간 정도는 단식으로 공복을 유지하고 나머지 5시간 정도에 걸쳐 하루에 필요한 영양소를 섭취하면 된다. 그 5시간 동안 무엇을 먹을지는 개인의 선택이다. 간헐적 단식은 채식을 하는 사람이나 육식을 하는 사람 모두가 활용할 수 있는 도구다. 사람에 따라 저탄수화물 식단을 택할 수도 있고, 고탄수화물 식단을 택할 수도 있다. 헤링 박사는 이를 두고 '자신에게 맞는 식단을 찾는 실험'이라고 한다. 즉 자신이 먹고 싶은 음식, 그리고 어떤 음식을 먹었을 때 자신에게 가장 효과가 좋은지는 각자가 찾아야 한다는 뜻이다.

그렇다면 19시간 단식을 하고 나서 5시간 내내 토마토 미트 소스 파스타가 든 통조림에 젤리빈만 먹어도 된다는 것을 의미할까? 물론 그렇게 할 수도 있을 것이다. 우리는 자유 국가에 사니까 말이다. 하지만 그런 정크푸드를 먹어도 원하는 결과를 얻을 수 있을까? 아마 그렇지 못할 것이다. 간헐적 단식은 상식과 유연성 사이의 균형을 잘 맞췄을 때 가장 효과적이다. 다만 그 균형이라는 것이 사람마다 다르기에 간단치가 않다.

킴과 나는 어떻게 먹는 것이 우리에게 최선인지 찾았다. 우리는 5시간 이내에 다양한 종류의 음식을 먹으며 놀라운 결과를 얻었다. 우리는 지방과 탄수화물도 포함해서 '많은 양'을 먹는다. 단백질·탄수화물·지방이 3대 영양소이긴 하지만, 아마 다이어트를 하면서 이렇게 많이 먹는 사람은 찾아보기 어려울 것이다. 가끔 농담조로 우리에게 아파 보인다느니 반쪽이 된 것 같다느니 하는 사람들이 있다. 아마 살을 빼기 위해서는 비참해지거나 불행해지거나 아니면 굶을 수밖에 없다는 고정관념이 있기 때문에 자신의 두려움을 이런 식으로 표현하는 게 아닌가 싶다.

우리는 평생 이렇게 음식과 좋은 관계인 적이 없었다. 먹는 것을 사랑하지만, 여전히 영양소를 섭취하기 위해서만 음식을 먹진 않는다. 먹는 즐거움을 위해서, 그리고 축하하기 위해서도 먹는다. 중요한 차이점은 언제 먹느냐다. 우리는 먹는 시간을 조정하면서 설탕 중독과 폭식 습관에서 벗어날 수 있었다.

우리가 어떤 음식을 어떻게 먹는지 설명하면 놀라는 사람들이 많다. 이번 장은 먹지 말아야 할 음식과 먹어도 되는 음식의 목록을 나열하려는 게 아니다. 먹어야 하는 메뉴를 소개하려는 것도 아니다. 단지 우리에게 효과적인 식단이 무엇인지 보여주려는 것이다. 우리의 바람은 비교적 오랜 시간 먹지 않는 것이 가능할 뿐 아니라 생각보다 쉽다는 것, 그리고 그렇게 하면 심하게 음식을 제한하거나 칼로리를 계산하는 데 집착하지 않으면서 만족스럽게 먹을 수 있다는 것을 한 명이라도 더 많은 사람에게 알리는 것이다.

킴과 나는 매일 아침을 진의 《참지 말고 미뤄라》에서 권하는 것처럼 완벽한 단식으로 시작했다. 완벽한 단식이란 단식을 끝내는 오후나 늦은 오후까지는 물이나 차, 블랙커피처럼 칼로리가 없는 음료수만 마시는 것을 의미한다. 간헐적 단식을 해볼까 하는 사람들이 가장 걱정하는 부분도 당연히 '시간'이다. "아, 나는 먹지 않고 그렇게 오랜 시간을 버티진 못할 것 같아요! 배고프지 않아요? 나는 안 먹으면 다리가 후들거리거나 현기증이 나요!"라고 말하는 친구나 동료, 가족이 종종 있다. 사람들은 자주 먹어야 하고 그렇지 않으면 무시무시한 결과를 피할 수

간헐적 단식을
통해 얻은
믿기지 않는 자유

없을 거란 통념에 사로잡혀 있는 것 같다. 그런데 사실 이는 우리 몸에 대한 이해가 부족한 생각이다.

이토록 복잡하고 정교하게 설계된 인간의 몸이, 몇 시간 동안 음식을 먹지 않는다고 해서 에너지원으로 쓰기 위해 자기 근육을 분해한다는 말이 가당키나 한가? 빠르고 편리하게 먹을 수 있는 음식은 비교적 최근에 발명된 것들이다. 인류는 지구에서 수천 년 동안 이런 음식 없이도 잘 살아왔다. 그 기나긴 세월 인류가 항상 병에 시달리거나 허약한 상태로 겨우 목숨을 부지한 것도 아니고, 크래커와 비스킷이 등장해서 인류가 멸종하지 않게 된 것도 아니다. 인스턴트식품이나 간식을 입에 달고 사는 것이 건강하고 활기찬 삶으로 연결되지 않는다는 사실은 누구나 알고 있다.

단식을 막 시작한 사람들은 아침부터 저녁까지 칼로리가 일정하게 공급되지 않는 것에 몸이 적응하는 과정에서 배가 고프기도 하고, 체력이 떨어졌다고 느끼기도 하며, 현기증이 나기도 하고, 온통 음식 생각으로 가득해 다른 일을 못 하기도 한다. 음식이라면 죽고 못 사는 비글을 상대로 하루에 세 개씩 주던 비스킷을 한 개로 줄이려고 해본 적이 있는가? 아마 엄청난 저항에 부딪힐 것이다. 인간의 몸도 마찬가지다. 하지만 우리 몸은 음식이 들어오지 않는다는 새로운 현실을 깨달으면 곧 적응하고 저장해두었던 지방을 연료로 사용하기 시작한다.

초반의 이런 느낌들은 신체적 반응일 수 있는데 충분히 극복할 수 있다. 나중에 당신을 채워줄 만찬을 떠올려라. 또한 이런 느낌들은 온전히 심리적인 것일 수도 있다. 지루하거나 불안하다고 느낄 수도 있고, 대응 기제가 갑자기 제대로 작동하지 않을 수도 있다. 킴과 나는 시간과 정신적 에너지를 쏟을 다른 대상을 찾았고, 그 이후로 단식이 훨씬 수월해졌다. 배고픔은 그게 어떤 경우든 비상사태가 아니다. 배고픔이란 하루에도 몇 번씩 왔다가 사라지는 파도 같다는 것을 알게 될 것이다. 단식에 더 익숙해지면 이런 고통을 자신의 몸이 지방을 태우고 있다는 신호로 받아들일 여유가 생길 것이다.

킴과 나는 단식을 시작하기로 했을 때 서로 아주 다른 식습관을 가지고 있었다. 킴은 꽤 오랫동안 크림을 넣은 커피를 하루에 몇 잔씩 마셔왔다. 나는 커피를 블랙으로 마셨지만 아침 일찍, 보통 새벽 5시 정도에 아침 식사를 했다. 나의 아침 메뉴는 주로 베이컨과 달걀, 또는 땅콩버터와 베리류를 곁들인 요거트로 양도 많고 칼로리도 높았다. 우리 둘 다 그동안 즐기던 것들을 포기해야 했지만 커피라는 공통분모는 남아 있었다.

일단 킴이 블랙커피를 마실 줄 알게 되자 우리는 커피에 대한 열정을 함께 나눌 수 있게 됐고, 커피가 단식의 중요한 요소로 자리 잡았다. 이제 우리는 집에서 다양한 브랜드와 로스팅을 시음한다. 또한 외식을 하는 대신 각양각색의 커피숍이나 카페를 돌아다닌다. 뜨겁거나 차가운 블랙커피를 한 모금씩 음미하며 얘기를 나누고 사람들을 구경한다. 가끔은 커피를 전혀 좋아하지 않는 사람들이 걱정스러운 얼굴로 간헐적 단식을 하려면 커피를 꼭 마셔야 하느냐고 묻는 경우가 있다. 당연히 대답은

'아니요!' 다. 커피를 좋아하지 않는다면 마시지 않으면 된다. 무엇보다 중요한 것은 자신이 포기한 무언가를 대신할 만한 긍정적인 습관을 개발하는 것이다. 그래야 불행하다거나 뭔가 박탈당했다는 느낌 없이 단식을 오래 지속할 수 있다.

킴과 나는 간헐적 단식을 시작할 때부터 2~3시까지로 시간을 정했다. 전 같으면 점심 식사로 오후를 시작했겠지만 우리에게는 다른 소일거리가 필요했다. 점심도 아침 식사와 마찬가지로 사고방식을 바꾸면 된다. 식사를 미루기로 했다면 시간을 보낼 새로운 방법을 찾으면 되는 것이다. 단식하는 동안 오히려 힘이 더 남아도는 경우가 허다하기 때문에 이 시간은 운동을 하기에 이상적이다. 나는 단식을 시작하면서 요가를 시작했다. 보통 일주일에 4~5번, 15~30분 정도 한다. 요가는 저강도 운동이지만 근육을 키울 수 있고 유연성 향상에도 도움이 된다. 킴과 나는 걷기도 많이 한다. 같이 걸을 때도 있고, 따로 걸을 때도 있다. 우리는 손목에 운동량을 알려주는 웨어러블

기기를 착용하고 하루에 1만 보 걷기를 목표로 한다. 킴은 직장에서 점심시간에 종종 가벼운 산책을 즐긴다. 하루의 중심이 되는 시간에 굳이 식사를 해서 피곤해지거나 속이 더부룩한 것보다 남은 하루를 위해 몸을 재충전하는 것도 생각보다 괜찮은 방법이다.

오랫동안 공복을 유지했다면 이제 단식을 깰 시간이다. 일반적으로 우리는 최대 5시간 안에 먹는 것을 규칙으로 한다. 그러니까 보통 오후 2시에서 4시 사이에 단식을 깬다. 하지만 매일매일 상황에 따라 달라질 수 있다. 주말이나 휴가 때는 같은 시간에 같은 음식을 먹는 편이다. 하지만 직장에서는 각자 알아서 형편에 맞게 한다.

우리는 단식을 깨는 첫 식사로 그때그때 먹고 싶은 음식을 택하긴 하지만, 단백질과 지방의 비율이 높고 탄수화물의 비율은 낮은 음식이 제일 잘 맞는다는 것을 알게 됐다. 그래서 우리가 가장 흔하게 먹는 음식은 손으로 집어 먹는 '핑거푸드'다. 우리는 애피타이저용 작은 접시 두 개에 잡곡 칩이나 크래커, 후무스 한 숟갈, 두세 개의 올리브, 치즈 몇 조각, 견과류 작은 한 움큼을 올린다. 정확히 양을 재거나 칼로리 걱정은 하지 않는다. 다만 배가 얼마나 고픈지, 저녁은 언제 먹을 것인지에 따라 눈대중으로 적당히 양을 조절한다. 킴은 식사에 콤부차를 곁들이기도 한다. 콤부차는 티를 발효시킨 음료로 약간 탄산이 있는데 건강에 좋다고 알려져 있다. 킴은 좋아하고 나는 좋아하지 않는 음식은 아주 드문데, 콤부차가 그중 하나다. 킴은 맛도 좋고 에너지도 충전되는 것 같다며 좋아하지만 나는 마치 식초를 마시는 것 같아서 별로다.

나는 혼자 있을 때는 지방 비율이 높고 설탕은 적게 들어간 팔레오식 메뉴를 자주 먹게 된다. 그중에서도 '바쁠 때 한 그릇'이라고 내가 이름까지 지은 메뉴를 가장 좋아한다. 나는 좋아하는 음식이 너무 많아서 가끔 여러 가지 재료를 움푹한 그릇에 넣고 다 섞어서 먹는다. 보통은 그릇 맨 밑에 플레인 또는 바닐라 그릭 요거트를 담고 여기에 땅콩버터와 치아씨를 섞는다. 그리고 그 위에 견과류, 말린 과일, 신선한 베리류, 초코칩 몇 조각, 그 밖에 먹고 싶은 것을 아무거나 올리면 끝이다.

킴은 한 그릇에 이렇게 재료가 많이 들어간 음식은 맛이 너무 복잡한 것 같다고 한다. 그녀가 혼자 하는 첫 식사는 좀더 단출하다. 가장 좋아하는 메뉴는 퍼펙트 바인데, 유기농 견과류로 만든 버터와 몇 가지 슈퍼푸드 가루를 섞은 단백질 바다. 킴은 첫 식사나 저녁 식사 후 간식으로 거의 매일 먹는다. 그리고 가끔은 크림을 넣은 아이스커피나 에스프레소 라떼로 단식을 깨기도 한다.

이것이 우리가 단식을 깨는 방법이다. 하지만 저녁을 먹기 전까지 아무것도 먹지 않는 사람들도 있다. 하루에 정말 한 끼만 먹는 1일 1식OMAD, One Meal a Day을 실천하는 사람들이다. 사람마다 자신에게 맞는 음식의 종류와 양이 다르다. 어떻게 단식을 깰 것인지는 저마다 다를 것이다. 하지만 우리는 우리에게 적당한 음식, 즉 저녁 식사를 즐길 수 있도록 너무 배부르지 않고 잠시 배고픔을 달래줄 정도의 음식을 먹는다. 보통 우리는 단식을 깨고 1~3시간 안에 저녁을 준비한다. 저녁은 우리에게 하루 중 가장 중요한 식사다.

단식을 시작하고부터는 저녁 식사를 점점 더 계획적으로 준비하게 됐다. 보통 하루에 제대로 된 식사는 한 끼만 한다. 당연히 양도 푸짐하고 영양도 풍부한 식사를 하고 싶다. 하지만 그보다 더 중요한 것은 식사가 맛있고 즐거워야 한다는 점이다. 우리가 간헐적 단식을 시작하던 때와 지금을 비교하면 전반적으로 엄청나게 진화한 것처럼, 식사를 계획하고 준비하는 부분도 마찬가지로 발전했다.

킴이 간헐적 단식을 발견할 무렵 그녀는 매일 장을 보고 뭘 먹을지 결정하는 것에 신물이 나 있었다. 우리 집에서 모든 식구의 입맛에 맞는 식사를 준비하기란 언제나 힘든 일이었다. 결혼 기간 내내, 아이들이 집에 없고 우리 둘만 있을 때조차 정크푸드를 제외하고는 킴과 내가 같은 음식을 먹은 기억이 별로 없다. 그래서 간헐적 단식처럼 우리 둘 다 동시에 비슷한 방법으로 건강을 추구하는 것은 아주 새로운 경험이었다. 여하튼 식사 준비에 지쳤던 킴은 플레이티드와 홈셰프Home Chef 같은 식재료 배달 서

비스에 관해 알아보기 시작했다. 이 회사들은 근사한 식사를 직접 만들어 먹을 수 있도록 식재료와 레시피가 들어 있는 박스를 집으로 배달해준다.

나는 언제나처럼 새로운 변화를 받아들이는 게 탐탁지 않았다. 우선 탄수화물을 먹으면서 원하는 만큼 날씬해질 수 있을 거라는 확신이 들지 않았고, 요리를 하는 데 복잡한 기술이 필요해 보여서 약간 겁이 나기도 했다. 먹는 데 들어가는 비용과 식사량 조절, 음식물 쓰레기 등의 이유를 들었다. 하지만 덤으로 둘이 만들어 먹는 재미도 있을 거라는 킴의 설득에 결국 내가 넘어갔다.

2017년 6월, 우리의 첫 번째 식재료 박스가 도착했다. 그날로 우리는 이 서비스의 열렬한 팬이 됐다. 조리 과정이 우리가 해오던 것보다는 분명히 복잡했지만, 우리는 요리를 성공적으로 완성할 수 있었다. 그뿐 아니라 요리가 레시피 카드에 있는 사진과 거의 흡사한 데다 맛도 훌륭했기 때문에 대단히 만족스러웠다. 요리는 신선한 채소와 허브를 많이 사용했고 간단한 소스만으로 음식의 수준을 한층 높여주었다. 해산물과 채소가 가득 들어가는 하와이 전통 덮밥, 구운 채소, 생선 타코 등 새로운 음식에 도전해보는 것도 아주 재미있었다.

이런 서비스를 이용하면서 먹고 싶은 음식에 대한 나름의 기준이 생겼고, 평소에 장을 보고 식사를 준비하거나 레스토랑에서 메뉴를 고르는 방식도 많이 바뀌었다. 우리가 가장 잘 맞는다고 느낀 것은 단백질, 탄수화물, 지방이 적절히 조화된 음식이었다. 연어, 닭고기, 돼지고기, 감자, 쌀, 퀴노아, 모든 종류의 채소, 올리브 오일이나 버터 같은 기름진 소스 등이 골고루 들어간 음식이었다. 가끔 모자라다 싶으면 샐러드나 아보카도 양을 늘리면 됐다.

또한 우리는 매일 밤 어떤 종류든 디저트를 먹었다. 어떤 날은 몸을 이완시켜주고 항염 작용이 있는 골든 밀크(강황을 넣은 따뜻한 차—옮긴이)와 함께 다크 초콜릿 몇 조각을 먹었다. 어쩌다 특별한 케이크나 쿠키가 집에 있는 날에는 좀더 전통적인 디저트를 즐기기도 했다. 시간이 지날수록 우리는 거북할 정도로 배가 부르지 않으면서도 적

간헐적 단식을
통해 얻은
믿기지 않는 자유

당히 포만감을 느낄 수 있는 지점이 어디인지 더 민감히 느끼게 됐다. 또한 짧은 식사 시간 안에 다양하고 색다른 먹거리로 충분한 영양을 섭취하는 노하우도 생겼다.

킴과 나는 칼로리가 얼마나 되는지 지방이나 탄수화물이 몇 그램인지 전혀 계산하지 않는다. 무엇을 먹었는지 음식 일기를 쓰지도 않는다. 어떤 종류의 특별한 음식을 먹지 않아야 그날 식단 조절에 성공했다는 식의 태도를 거부한다. 우리는 과거에 우리의 노력을 물거품으로 만들었던 다이어트 사고방식에서 벗어나기 위해 지금도 애쓰고 있다. 이런 유연성이야말로 자신에게 잘 맞는 간헐적 다이어트 방법을 찾는 데 가장 중요한 열쇠다.

우리는 보통 오후 3시에서 7시 사이에 3~4시간 동안 식사를 한다. 하지만 특별한 경우나 피치 못할 사정이 있을 때는 약간씩 바뀌기도 한다. 작년 크리스마스 때는 온종일 먹기만 했던 것 같다. 원래는 크리스마스 아침에 킴의 아버지 댁에서 모이기로 되어 있었는데 눈보라가 쳐서 집에서 꼼짝도 못 하게 됐다. 그날 우리는 집에서 전통적인 아침 식사를 했고 저녁 식사까지 거의 8시간에 걸쳐서 먹었다.

그런 일이 자주 있는 것은 아니지만 그날은 그렇게 하는 게 적절했다. 지난달 나의 아버지 생신 때는 정오에 커피와 큼지막한 케이크 한 조각으로 단식을 깨기도 했다. 물론 이런 일은 그다지 자주 일어나지 않는다. 우리는 단식의 효과가 강력하기 때문에 그런 예외적인 경우가 생긴다고 해서 두려워할 필요도 없고, 그런 경우를 핑계로 단식을 포기해서도 안 된다는 것을 알게 됐다.

모든 사람은 각자 자신에게 가장 효과적인 방법이 무엇인지 찾아야 한다. 하지만 그 방법이 기존의 다이어트 통념과는 맞지 않을 수도 있다는 점을 고려해야 할 것이다. 우리에겐 그 방법이 간헐적 단식이었다. 간헐적 단식을 통해 우리는 과식이라는 굴레를 끊고 음식으로부터 진정한 자유를 얻었다.

간헐적 단식을
통해 얻은
믿기지 않는 자유

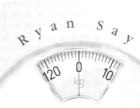

Ryan Say

120 0 10
kg

간헐적 단식은 상식과
유연성 사이의 균형을 잘 맞췄을 때
가장 효과적이다.

먹는 것을
혹독하게 절제하거나
―――――――――――먹지 못해서
불행해질 필요는 없습니다

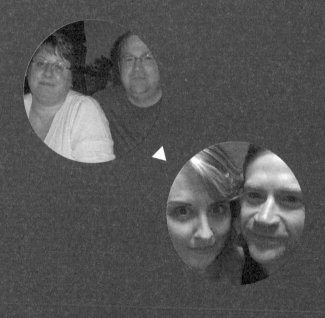

해피엔딩이라는 것을 알고 이 책을 집어 들었다면 이제 당신이 기다리던 얘기를 할 차례다. 요즘 우리는 결혼 생활을 새로 시작할 기회를 얻은 것 같은 느낌이다. 많은 사람이 우리를 보고 예전보다 훨씬 젊어 보인다고 하는데 우리도 그렇게 생각한다. 나와 라이언은 서른 살, 서른한 살에 결혼했고 지금은 마흔다섯, 마흔여섯이 됐다. 그렇지만 우리는 신혼 때처럼, 어쩌면 그보다 더 삶에 대한 의욕이 넘치고 서로의 일에 관심이 많다. 물론 지루한 일상에 변화를 주기 위해 커플들에게 90킬로그램도 넘게 살을 찌웠다가 다시 빼라고 권하는 것은 아니다. 하지만 우리에게는 그런 일이 있었고, 난관도 많았지만 여러 가지 교훈을 얻었다. 우리는 예전보다 서로를 더 깊이 이해하게 됐고, 두 아이가 독립해 나간 집에서 신혼의 기분을 만끽할 수 있게 됐다.

생각해보면 라이언과 나는 좋은 날에는 기분이 좋다고 음식을 먹었고, 안 좋은 날에는 부정적인 감정을 잊으려고 음식을 먹었다. 그 결과에 대한 책임은 온전히 우리에게 있다. 우리의 결혼 서약에 음식에 관한 내용 같은 것은 없었다. 하지만 있었더라면 더 좋았을 것이다. 우리는 결혼 생활이 순탄치 않을 때 문제를 파악하고 해결하려고 노력하는 대신 우리가 마음대로 할 수 있는 음식에 눈을 돌렸다. 그렇게 음식은 우리 안에서 점점 자라 온몸에 전이된 암 덩어리 같은 것이 됐다. 음식은 우리 사이의 교감을 방해하는 장벽이었고, 우리와 세상을 가로막는 장애물이었다.

우리 삶에서 무대 중앙을 차지하던 음식이 원래 자리였던 무대 뒤로 물러나면서, 우리는 함께 소통할 새로운 방법을 찾아야 했다. 식이장애가 있었던 사람들에게 혼자만의 시간은 자칫 잘못하면 걷잡을 수 없는 상황으로 치달을 수도 있기에 이를 위한 새로운 방법도 찾아야 했다. 다행히도 인생의 새로운 영역을 탐험하는 지금, 우리는 자신과 상대방을 너그럽게 이해해줄 만큼 차분하고 안정적이다.

우리 삶은 이제 건강하고 기분 좋은 활동을 중심으로 이루어진다. 정말 좋아하는 음식을 먹고, 아주 가끔을 제외하면 우리 두 사람의 접시 위에 놓인 음식은 완전히 똑같다. 하이킹을 갈 때 간식을 챙기지 않아도 되고, 당일치기 여행을 갈 때 아침이나 점심을 밖에서 사 먹지 않아도 된다. 우리는 전형적인 집돌이, 집순이라 주로 집 가까이에서 시간을 보내며 일상의 소소한 일들에서 행복을 찾으려고 하는 편이다. 그런 면에서 우리가 강변공원 근처에 산다는 것은 매우 큰 행운이다. 우리는 매일 개를 데리고 공원 산책을 나간다. 흐르는 물소리에 가만히 귀 기울이고 강변에 핀 야생화와 주변에 사는 새들을 보는 것만으로도 기분이 좋아진다. 자연과 교감하는 것은 배가 고프지도 않은데 뭔가를 먹고 싶게 하는 스트레스를 차단하는 효과적인 방법이기도 하다.

우리 집 현관에는 방충망이 설치되어 있는데 바깥으로 연결되면서도 아늑해서 많은 시간을 여기서 보낸다. 아마 우리 집에서 제일 멋진 공간일 것이다. 우리는 여름 오후에 현관에서 그날 하루 있었던 이야기를 나누고 다음 날은 뭘 할 건지 계획하며 보낸다. 숨쉬기 어려울 정도로 먹어대고 말없이 TV를 보다 잠자리에 들었던 예전의 삶을 돌이켜보면 상상할 수 없는 모습이다. 우리는 가능하면 뭘 먹을지 미리 정해놓는다. 데이트하는 날 저녁에는 새로운 음식을 같이 만들어 먹는데 기분이 참 좋다. 그리고 단식을 할 때는 커피숍에서 사람들을 구경하고 다양한 방식으로 로스팅된 블랙커피를 마시며 보내는데 이 역시 좋다.

그래도 가장 행복할 때는 뭐니 뭐니 해도 애덤과 에마가 명절을 보내러 또는 저녁을 먹으러 집에 올 때다. 어엿한 성인이 된 사이좋은 남매를 보면 얼마나 대견한지 모른다. 아이들은 라이언과 내가 만나기 시작할 때부터 우리 관계의 일부분이었다.

라이언과 나는 함께 있는 것도 좋아하지만, 각자의 취미를 즐기는 시간도 좋아한다. 나는 에마와 함께 싸고 좋은 물건을 쇼핑하는 걸 좋아한다. 에마는 나의 딸이지만 최고의 친구이기도 하다. 지금은 메인대학교에 다니고 있기 때문에 꽤 바빠서 나 혼자 할 수 있는 여러 가지 취미를 개발하고 있다. 나는 친구들과 함께 클럽에 춤을 추러 가거나 노래방에 노래하러 가는 것도 좋아한다. 혼자 있는 시간이 부담스러운 적도 있었지만 지금은 집에 혼자 있는 시간도 즐기게 됐다. 가끔 생각을 정리하면서 천천히 산책하는 것도 좋아한다. 물론 나를 팔로우하고 있다면 내가 인스타그램에 포스팅도 많이 올리고, 페이스북의 간헐적 단식 서포트 그룹도 운영하고, 블로그에 글도 쓰느라 소셜미디어에서 얼마나 바쁘게 활동하고 있는지 알 것이다.

라이언은 술을 마시거나 춤추는 자리는 웬만하면 사양한다. 그가 좋아하는 것은 마블 영화다. 나는 영화에는 별 관심이 없어서 자기 친구 제러미와 슈퍼 히어로들을 보러 극장에 간다. 내가 노래방에 갈 때 그에게 가자고 하지 않는 것과 비슷하다. 또한 그는 내 취향과는 거리가 먼 TV 쇼나 다큐멘터리도 좋아한다. 그는 이번 여름방학에 소설에 대한, 그중에서도 스티븐 킹Stephen King의 작품에 대한 사랑을 발견했다. 그래서 킹의 최근작들을 읽으며 느긋한 오후를 보내는 날이 많았다. 라이언은 혼자서 요가를 꾸준히 하고 있는데 생각보다 근력도, 유연성도 꽤 좋아졌다. 나는 그런 그가 대단하다고 생각한다. 그에게 긍정적인 변화가 정말 많았는데, 이 모든 것이 나에겐 그렇게 놀랍지 않았다. 어쩌면 우리는 서로의 잠재력에 대해 늘 알고 있었던 것 같다. 우리가 쉼 없이 먹는 데 집착하는 일이 줄어들자, 그동안 잠재됐던 우리의 역량을 발휘할 수 있는 시간이 늘어난 것뿐이라고 생각한다.

물론 우리 부부도 다른 부부들과 마찬가지로 서로 맞지 않는 부분이 많다. 라이언은 항상 깔끔하고 정리정돈을 잘한다. 반면 나는 외출에서 돌아와 열쇠를 제자리에 놓거나, 마른빨래를 개켜 옷장에 넣기도 전에 다음에 무슨 일을 할지부터 생각하는 사람이다. 여기에 내야 할 청구서, 매일 해야 하는 집안일, 그날그날 처리해야 할 잡다한 일들도 많다. 우리는 이제 막 성인이 된 아이들을 어떻게 대해야 할지에 관해서도 사사건건 의견이 다를 수 있다는 점을 인정하게 됐다. 겉모습만 보면 잘 어울리는 커플 또는 모범적인 부부라고 생각될지라도 결혼 생활이란 결코 식은 죽 먹기가 아니라는 것도 알 만큼 아는 나이다. 그리고 살면서 생기는 어려운 문제들을 대하는 자세가 차분하고 성숙해진 덕에 비슷한 문제들도 예전보다 사소하다고 느끼고 있다.

2018년 여름, 라이언과 나는 우리에게 일어난 변화에 대해 이야기를 나눴다. 체중이 늘어난 것이나 폭식 같은 것들이 우리 각자의 생활에서 그리고 함께하는 결혼 생활에서 겪었던 힘든 일들과 얼마나 밀접하게 연결되어 있었는지에 주목했다. 감사하게도 지금 우리의 관계는 너무나 좋다. 2003년 저녁 오크룸에서 만난 순간부터 커피숍에서 서로의 맥북이 거의 닿을 만큼 가까이 앉아 있는 지금까지, 우리에겐 사랑이라는 든든한 기반이 있었다. 그리고 우리가 서로에게 조건 없는 버팀목이 되어주었다는 사실에 변함이 없다. 하지만 소통에 서툴고, 문제를 해결하려 하기보다는 회피하려는 경향이 강했던 우리는 끔찍한 습관의 틀에 갇히게 됐다. 우리는 이번 여정을 통해 그런 습관의 굴레에서도 완전히 벗어날 수 있다는 것을 배웠다.

같이 대화하는 것보다 먹는 것이 쉬웠다. 우리의 문제를 직면하는 것보다, 그리고 소파에서 일어나 산책을 하는 것보다 먹는 것이 쉬웠다. 그런데 알고 보니 먹는 것은 우리가 살면서 받는 스트레스를 해소하는 가장 쉬우면서도 파괴적인 방법이었다. 단식은 우리에게 너무나 익숙해진 일상을 뒤흔들었다. 쉴 새 없는 과식이 초래한 불편하고 부정적인 감정이 사라지고 나니, 주도적으로 삶을 이끄는 우리의 힘과 능력이 빛을 발하기 시작했다. 그 덕에

이 책이 탄생하게 된 것이다.

　이 시점에 우리가 미래를 기대하게 되는 여러 가지 이유가 있다. 우리는 하이킹이나 수영 같은 야외 활동을 즐길 수 있는 에너지가 있다. 우리는 프랜차이즈 레스토랑에서 흔히 먹을 수 있는 싸구려 기름 범벅이거나 화학조미료가 잔뜩 들어간 소스를 끼얹은 음식보다 신선하고 단순하게 재료의 맛을 살린 음식이 훨씬 낫다는 것을 깨달았고, 그 덕분에 집에서 음식을 만들어 먹는 것도 좋아하게 됐다. 우리는 부부로서 또한 가족으로서 이루고 싶은 목표도 있다. 그중에서도 가장 중요한 것은 둘 다 다른 사람을 돕고 싶다는 목표를 가지고 있다는 것이다. 이 사실은 함께 페이스북 서포트 그룹을 운영하면서 새삼 확인하게 됐다.

　다른 사람들이 우리의 이야기에서 영감을 얻어 자신의

인생과 행동에 구체적인 변화를 만들고 긍정적인 결과를 경험했다는 말을 들으면 얼마나 고마운지 모른다. 다른 사람들의 삶을 치유하고 싶다는 꿈을 이루는 것이 어떤 느낌인지에 대해 진 스티븐스에게 수없이 들었다. 그녀의 긍정적인 영향에 힘입어 이제 우리도 꿈이 이루어지는 경험을 하고 있다.

아이들이 다 크면 내가 아무짝에도 쓸모없어질지 모른다는 걱정과 삶의 목적을 상실할 거라는 두려움은 터무니없는 것으로 드러났다. 여전히 의료기록녹취사로 일하면서 4년 전과 다름없는 보람을 느끼고 있긴 하지만, 원래 꿈이었던 상담 쪽 일을 해야겠다는 소명 의식이 점점 강해진다. 선생님이나 상담사같이 누군가를 돕는 일을 하고 싶다는 어릴 적 꿈을 다시 꾸는 나를 자주 발견하는 걸 보면, 먼 길을 돌고 돌아 결국 원점으로 되돌아온 것 같다.

나는 다른 사람과 대화를 나누다가 자신의 실제 삶과 자신이 추구하는 이상적인 삶에 관한 이야기만 나오면 눈이 반짝거리고 할 말이 많아진다. 간헐적 단식 서포트 그룹에서 나의 역할을 '변화를 돕는 멘토'라고 보고, 좀더 공식적으로 이런 역할을 확장할 작정이다. 상담은 학교에서 배워서 알게 됐지만, 다른 사람을 격려하는 것은 타고난 것 같다. 내가 아는 사람 중에서 다른 사람을 격려하는 재능이 가장 탁월한 사람이 우리 할머니다. 아마 할머니가 자신의 손녀가 다른 사람의 삶을 변화시키는 일을 한다는 것을 아셨다면 아주 자랑스러워하셨을 거다.

이제 완전히 유지기에 접어든 우리는 간헐적 단식을 '영원한 생활 방식'이라고 부른다. 아직도 우리 몸은 계속해서 미묘하게 변하고 있고, 우리는 이 변화를 계속 사진으로 기록하려고 한다. 모든 사진은 우리 웹사이트 www.

fastingfeastingfreedom.com의 갤러리에 올려두고 있으니 언제라도 방문해 볼 수 있다. 웹사이트에 접속하면 우리의 일상과 앞으로의 도전을 담을 블로그도 있다.

지금까지 이 책을 읽어준 당신에게 감사의 말을 전한다. 혹시 이 책이 필요해 보이는 사람이 주변에 있다면 소문내주기 바란다. 비만으로 고통받는 모든 사람이 자신에게 새로운 삶이 기다리고 있고, 새로운 인생을 위해 혹독하게 절제하거나 불행해질 필요가 없다는 것을 믿게 되면 좋겠다. 진심으로 여러분 모두 건강과 행복, 그리고 음식에서 영원한 자유를 얻게 되기 바란다.

라이언과 킴

대화하는 것보다
먹는 것이 쉬웠다.
문제를 직면하는 것보다,
산책을 하는 것보다
먹는 것이 쉬웠다.

그런데
먹는 것은 우리가 살면서
받는 스트레스를 해소하는
가장 쉬우면서도
파괴적인 방법이었다.

쉼 없이 먹는 데
집착하는 일이 줄어들면,
그동안 잠재됐던 역량을
발휘할 수 있는
시간이 늘어난다.

믿기지 않는 자유!

감사의 글

가장 먼저, 우리를 키워주신 부모님께 감사드린다. 양가 부모님의 가치관이 지금의 우리를 있게 했다. 그리고 언제나 기쁨을 주는 우리 아들딸에게 고마운 마음을 전한다. 애덤과 에마는 우리가 어두운 시기를 지날 때 밝은 빛이 되어주었다.

찬찬히 초고를 검토해준 제러미 레한Jeremy Lehan과 에마 갈리모어Emma Gallimore에게 감사를 전한다. 그들의 피드백 덕분에 더 좋은 책이 나왔다. 책 표지의 사진을 찍어준 사진작가 제프 컬린Jeff Kirlin에게도 감사를 전한다. 우리의 다이어트가 얼마나 성공적이었는지를 그의 사진으로 더 확실히 알 수 있었다.

마지막으로 《참지 말고 미뤄라》로 자신의 솔직한 이야기를 세상에 내놓은 진 스티븐스에게 무한한 감사를 드린다. 그녀는 우리가 책을 펴내고, 커뮤니티를 통해 회원들의 건강을 향한 여정에 든든한 동반자 역할을 할 수 있도록 따뜻한 조언을 아끼지 않았다.

옮긴이 **황정경**

성신여자대학교 의상학과를 졸업한 후 퓨전 레스토랑 PAZIN에서 디저트 요리사로 근무하면서 메뉴 개발 및 요리, 발주 등을 담당하였다. 현재 번역에이전시 엔터스코리아에서 출판기획 및 전문 번역가로 활동하고 있다. 옮긴 책으로 《식도락가를 위한 런던 먹거리 여행》《빌 게이츠는 18홀에서 경영을 배웠다》가 있다.

간헐적 단식을 통해 얻은 믿기지 않는 자유

제1판 1쇄 발행 | 2019년 7월 8일
제1판 2쇄 발행 | 2019년 7월 26일

지은이 | 라이언 스미스 · 킴 스미스
옮긴이 | 황정경
펴낸이 | 한경준
펴낸곳 | 한국경제신문 한경BP
책임편집 | 마현숙
저작권 | 백상아
홍보 | 서은실 · 이여진 · 조혜림
마케팅 | 배한일 · 김규형
디자인 | 지소영
본문디자인 | 디자인 현

주소 | 서울특별시 중구 청파로 463
기획출판팀 | 02-3604-553~6
영업마케팅팀 | 02-3604-595, 583   FAX | 02-3604-599
H | http://bp.hankyung.com   E | bp@hankyung.com
F | www.facebook.com/hankyungbp
등록 | 제 2-315(1967. 5. 15)

ISBN 978-89-475-4493-1 03510